ÉTUDE DE PHYSIOLOGIE EXPÉRIMENTALE

———

RECHERCHES SUR LES VARIATIONS

DE

L'EXHALATION PULMONAIRE

DE

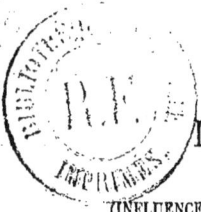

L'ACIDE CARBONIQUE

(INFLUENCE DE QUELQUES MÉDICAMENTS ET DE CERTAINS ÉTATS
DÉTERMINÉS EXPÉRIMENTALEMENT)

PAR

Lucien BUTTE

DOCTEUR EN MÉDECINE DE LA FACULTÉ DE PARIS
Membre correspondant de la Société anatomique

⚜

PARIS

ALPHONSE DERENNE

52, Boulevard Saint-Michel, 52

1883

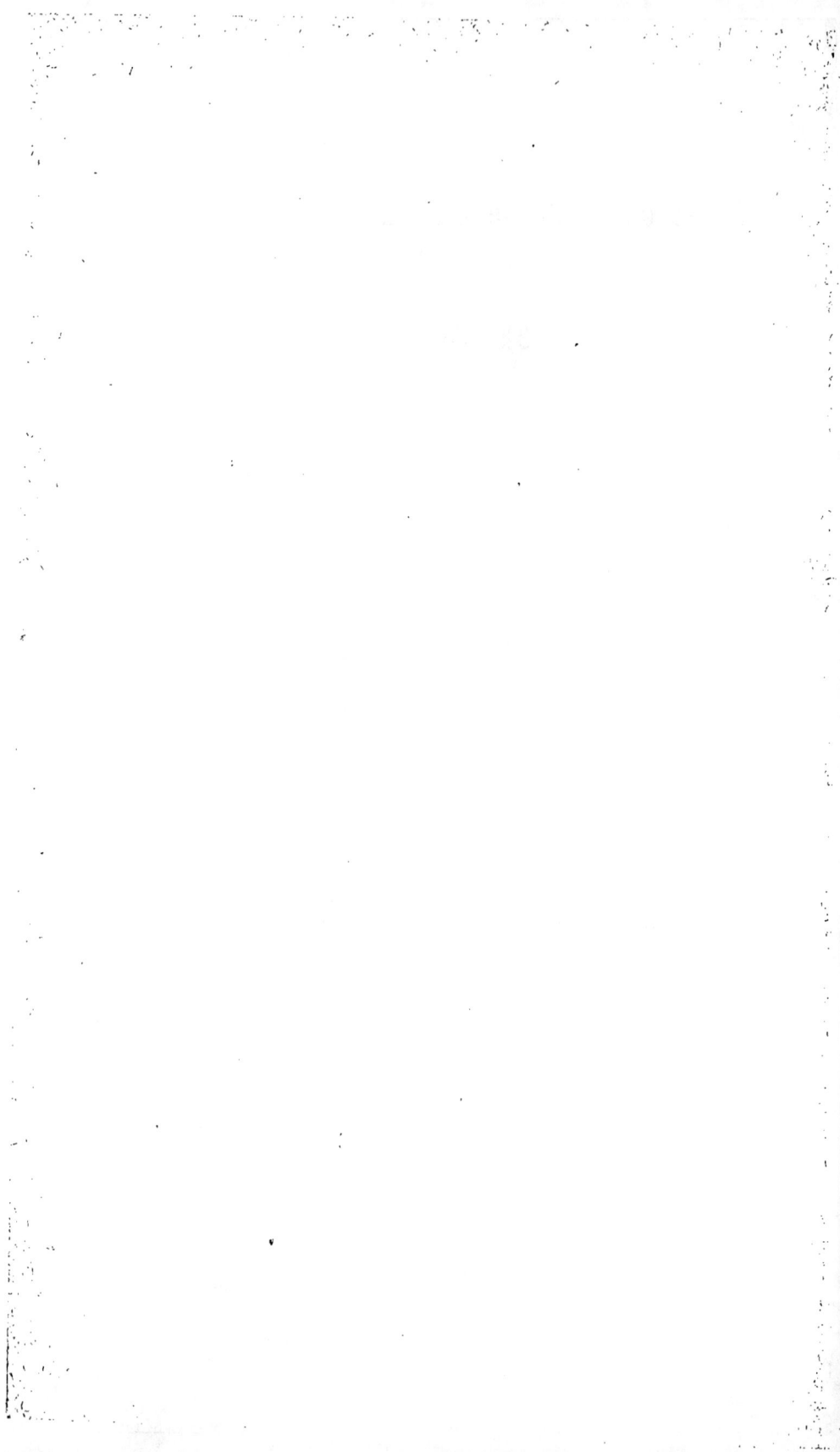

A LA MÉMOIRE DE MON PÈRE

A MON EXCELLENTE MÈRE

Témoignage de vive affection et de profonde reconnaissance.

ÉTUDE DE PHYSIOLOGIE EXPÉRIMENTALE

RECHERCHES

SUR LES

VARIATIONS DE L'EXHALATION PULMONAIRE

DE L'ACIDE CARBONIQUE

(Influence de quelques médicaments et de certains états déterminés expérimentalement)

AVANT-PROPOS

Les recherches de physiologie expérimentale sur la respiration, et en particulier sur les modifications apportées à
l'exhalation pulmonaire de l'acide carbonique, ont été jusqu'ici de la part des savants l'objet de travaux assez nombreux. Mais les procédés employés n'étaient guère com-
modes, guère faciles à appliquer ; ils étaient coûteux, né-
cessitaient des laboratoires installés grandement ; aussi,
malgré l'intérêt qui s'attachait à cette étude, les expérimentateurs ont-ils souvent reculé devant les difficultés qu'en-
traînait un travail sur un pareil sujet.

Grâce à un nouveau procédé, décrit récemment par
MM. Gréhant et Quinquaud, les difficultés matérielles ex-

périmentales ne sont plus que peu de chose; c'est pourquoi nous n'avons pas hésité à suivre les conseils de notre savant maître, M. Quinquaud, et à poursuivre l'application de sa méthode dans l'étude des variations que subit l'élimination de l'acide carbonique par les poumons sous l'influence de certains agents médicamenteux ou autres.

Ce travail, dont l'idée tout entière appartient à M. Quinquaud, et dans lequel nous n'avons fait qu'appliquer les conseils journaliers qu'il nous a prodigués, a été fait dans son laboratoire et pour ainsi dire sous ses yeux. Nous sommes heureux de pouvoir lui manifester ici notre gratitude la plus vive. Nous prendrons à tâche, si l'avenir nous le permet, d'appliquer les précieux enseignements du savant agrégé de la Faculté de médecine et cela nous sera facile si nous avons toujours présents à la mémoire son esprit de méthode, sa conscience scientifique et son exactitude dans l'étude variée de toutes les branches de la médecine scientifique.

INTRODUCTION

Lorsqu'on aborde l'étude des sciences, il est facile de se convaincre que plus on s'élève dans l'ordre des connaissances, plus les procédés d'étude deviennent nombreux, plus les résultats deviennent contradictoires. Et, si l'on se borne à l'examen des méthodes employées dans les sciences expérimentales, on voit bien vite que la physique, cette science presqu'exacte, qui a tant de points de contact avec les mathématiques, a exigé pour la démonstration de ses lois, un nombre relativement restreint d'appareils. Les savants qui se sont occupés de cette science paraissent être arrivés presque du premier coup à la perfection et les résultats identiques obtenus par un grand nombre d'observateurs, en se servant des premières méthodes, ont permis de ne pas faire de nouvelles recherches. En chimie, où des lois précises sont établies depuis l'immortel Lavoisier, malgré la diversité des corps et de leurs réactions les uns sur les autres, on est aussi généralement d'accord et, lorsqu'une découverte a été faite par un homme de valeur, qu'il s'agisse d'un nouveau corps ou d'une nouvelle réaction, il est rare de voir s'élever des contestations sérieuses ; c'est que là encore les méthodes bien établies, les procédés bien décrits et tous basés sur des lois connues, laissent peu de place à l'erreur. Mais lorsqu'il s'agit d'une science plus élevée, lorsque l'expérimentation prend, si j'ose m'exprimer ainsi, le haut du pavé, on se trouve en présence d'une telle complexité d'appareils nouveaux, d'une telle contradiction dans les résultats obtenus qu'il faut bien avouer qu'ici la science est encore loin de son apogée. C'est ce qui arrive pour la physiologie et encore plus pour la pathologie et la thérapeutique quand on les étudie expérimentalement.

Dans le cours de ce travail, où nous avons étudié la respiration au point de vue seulement de l'acide carbonique exhalé et dans certaines circonstances spéciales, nous avons pu nous convaincre de la réalité de nos assertions, et la description rapide des méthodes pour arriver à recueillir l'acide carbonique de la respiration et à le doser va nous montrer qu'il y a presqu'autant d'appareils que d'expérimentateurs.

PREMIÈRE PARTIE

Description des procédés de dosage de l'acide carbonique de la respiration.

CHAPITRE I

HISTORIQUE

Quand il s'agit de mesurer d'une façon exacte la nutrition au point de vue des combustions respiratoires, on se trouve en présence de deux méthodes, l'une directe qui consiste à mesurer les produits de désassimilation dans l'air expiré lui-même, l'autre indirecte dans laquelle, dosant d'un côté le carbone dans tous les aliments solides ou liquides et de l'autre dans tous les excréments solides ou liquides, on obtient par différence le poids du carbone qui a dû servir à former l'acide carbonique.

Ces deux méthodes sont utiles, elles se complètent l'une l'autre, mais la seconde est des plus difficiles à appliquer, elle exige des expériences extrêmement minutieuses, un contrôle incessant, un examen, pour ainsi dire, continuel du sujet; c'est celle que Liebig a employée. M. Boussingault qui s'est aussi servi de la méthode indirecte a, du reste, trouvé des résultats presque semblables à ceux obtenus à l'aide de la méthode directe ; aussi peut-on admettre l'exactitude de cette dernière et son utilité dans tous les cas où l'on veut rechercher les troubles survenus dans la fonction respiratoire.

C'est à l'immortel *Lavoisier* que revient l'honneur d'avoir découvert le premier les véritables fonctions de la respiration. Dès 1777 (1), cet illustre physiologiste mettant un moineau franc sous une cloche pleine d'air reconnut qu'au bout de 55 minutes l'animal mourait et qu'il y avait dans la cloche un nouveau gaz qui éteignait les lumières, précipitait l'eau de chaux et était absorbé par de l'alcali caustique.

Il constata de plus que, si l'on voulait rendre l'air de la cloche de nouveau respirable, il fallait enlever à l'aide de l'alcali caustique l'acide carbonique ou acide crayeux aériforme et le remplacer par une quantité égale d'oxygène ou air éminemment respirable ou déphlogistiqué. Dans ce premier mémoire, Lavoisier concluait ou bien que l'oxygène de l'air était converti en acide carbonique en passant dans le poumon, ou bien qu'il se faisait un échange dans cet organe, l'oxygène étant absorbé et le poumon restituant une quantité presqu'égale d'acide carbonique.

Dans un deuxième mémoire (2), *Lavoisier* et *Seguin*

1. Lavoisier. Expériences sur la respiration des animaux et sur les changements qui arrivent à l'air en passant par leurs poumons. *Mémoire de l'Acad. des Sc.* 1777.

2. Seguin et Lavoisier. Premier mémoire sur la respiration des animaux. *Mém. de l'Acad. des sc.*, 1789.

recherchèrent les modifications apportées à l'absorption de l'oxygène sous certaines influences. Ils opérèrent d'abord sur des cochons d'Inde qu'ils introduisaient sous une cloche contenant de l'oxygène et renversée sur la cuve à eau ; ces animaux étaient placés sur une sébille de bois qu'on remplissait d'alcali destiné à absorber l'acide carbonique ; si l'expérience durait longtemps, on remplaçait par des quantités connues d'air vital celui qui était absorbé par la respiration. Ils voulurent enfin expérimenter sur l'homme et Séguin se livra sur lui-même à des expériences qui montrèrent que la quantité d'oxygène absorbé s'élevait sous l'action du froid, pendant la digestion et à la suite de l'exercice.

En 1800, *Davy* (1), dans le même ordre d'idées, fit des expériences sur lui-même et sur des souris. Il recbercha quelles étaient les variations éprouvées par l'air qu'il expirait suivant qu'il inspirait dans l'oxygène ou dans l'air atmosphérique et il trouva qu'en respirant dans l'oxygène il consommait six pouces cubes de moins de ce gaz et produisait trente pouces cubes de moins d'acide carbonique que lorsqu'il respirait dans l'air atmosphérique. Il crut voir en outre qu'une certaine quantité d'azote (nitrogène) était absorbée par le sang veineux.

En plaçant ensuite deux souris chacune dans une cloche, l'une contenant de l'air atmosphérique et l'autre de l'oxygène, il vit que la souris de la première cloche avait consommé

---

1. Davy. *Researches chimical and philosophical, chiefly concerning nitrous oxyde, or diphlogisticated nitrous air, and its respiration.* Londres, 1800. *Trad. in Ann. de chimie,* an XI.

près d'un tiers de plus d'oxygène et produit un tiers de plus d'acide carbonique que celle de la deuxième cloche.

Ces procédés, remarquables pour l'époque, ne peuvent évidemment donner que des résultats approximatifs. En 1808 nous voyons *Allen et Pepys* (1) imaginer un appareil compliqué et qui paraît devoir donner des résultats plus exacts. Cet appareil se compose de 3 gazomètres dont deux sont remplis de mercure et un d'eau distillée. Le gazomètre à eau peut contenir 4200 pouces cubes de gaz et chaque gazomètre à mercure 300 pouces cubes. Un robinet fait communiquer les différents gazomètres et il est construit de telle sorte que toutes les inspirations étant faites dans le gazomètre à eau et toutes les expirations dans les gazomètres à mercure, ces expirations peuvent se faire alternativement dans l'un ou dans l'autre de ces derniers. Les gazomètres sont munis d'une échelle graduée de façon qu'on puisse noter immédiatement et exactement la quantité de gaz inspiré et expiré. A chacun des gazomètres à eau est fixé un tube en verre qui plonge dans un bain de mercure afin qu'on puisse à chaque instant prendre des portions d'air expiré pour être examinées.

En 1830, *Apjohn* (2) fit des expériences sur l'acide carbonique de l'air expiré dans l'état de santé et dans l'état de maladie. Son appareil comprend deux ballons de même

1. Allen et Pepys. On the changes produced in atmospheric air and oxygen gas by respiration. *In philosophical transaction of the royal society of London*, 16 juin 1808.

2. Apjohn. Experiments relative to the carbonic acid of expired air in Health and disease. *In the Dublin hospital reports and communications*, 1830, p. 525.

volume ; le dernier est un matras ordinaire terminé par une
garniture en cuivre et le premier est un ballon de verre
terminé par deux tubes à chacune de ses extrémités ; l'un
de ces tubes communique avec une vessie *pleine d'air
expiré* et l'autre qui est gradué vient s'adapter sur la garniture en cuivre du matras. Des robinets sont placés entre
le ballon et la vessie et entre le matras et le tube gradué.

Pour faire le dosage il suffit de faire arriver l'air expiré
dans le ballon et le tube gradué, puis de faire absorber
l'acide carbonique de cet air par une solution de potasse
caustique. En plaçant alors le tube gradué sur la cuve à
eau, on voit l'eau monter et le nombre de divisions qu'elle
envahit représente en volume la quantité d'acide carbonique
qui était contenue dans l'air expiré.

L'auteur conclut de ses nombreuses expériences sur
l'homme que, dans toutes les affections des viscères du tho-
rax, la proportion d'acide carbonique est matériellement
réduite et que c'est surtout vrai quand la maladie siège
dans le cœur. La quantité d'acide carbonique exhalé diminue également dans l'hydropisie et probablement pendant
la grossesse ; mais dans les fièvres continues et toutes les
affections aiguës, le typhus fever excepté, elle ne paraît pas
souffrir de diminution, mais au contraire, elle est quelquefois augmentée.

En 1843, *Valentin et Brunner* (1) employèrent pour
recueillir et doser l'acide carbonique exhalé un appareil

1. Valentin et Brunner. Ueber das Verhaltniss der beit Asthmen
des Menschen ausgeschiedenen Kohlensäure zu dem durch jenen
Process aufgenommenen Sauerstoffe. *In Arch. für physiologische
Heilkunde*, t. II, 1843.

assez simple. C'est un grand flacon muni de trois tubulures : la première communique avec un tube terminé par un
embout dans lequel on expire, ce tube contient de l'a-
miante imbibée d'acide sulfurique ; la seconde est en rapport avec un tube qui plonge dans un vase plein de mercure ; enfin dans la troisième se trouvent fixés un entonnoir
contenant du mercure et un tube à renflements dans lesquels on met de la pierre ponce imbibée d'acide sulfurique,
des fragments de phosphore et de la pierre ponce imbibée
d'une solution de potasse caustique.

Lorsqu'on voulait faire l'expérience, l'individu, inspi-
rant par le nez, expirait par la bouche dans le flacon pendant un quart d'heure ; l'air contenu primitivement dans
le flacon s'échappait par le vase rempli de mercure communiquant avec la deuxième tubulure et était remplacé à
la fin de l'expérience par l'air de l'expiration privé de sa
vapeur d'eau par l'amiante imbibée d'acide sulfurique.
Pour doser l'acide carbonique et l'oxygène de l'air expiré,
on laissait écouler le mercure de l'entonnoir et l'air chassé
traversait le tube à renflements ; l'augmentation de poids du
phosphore et de la pierre ponce imbibée de la solution de
potasse caustique donnait l'oxygène et l'acide carbonique.

La même année *Scharling* (1) rechercha la quantité
d'acide carbonique expiré par l'homme dans les vingt-
quatre heures et les variations physiologiques de ce gaz.
Son appareil consistait en une grande caisse en bois de

1. Scharling. *Recherches sur la quantité d'acide carbonique
expiré par l'homme dans les 24 heures. (Annalen der Chemie und
pharmacie*, T. XLV, p. 214. Traduct. franç. *in Ann. de chimie et
de physique*, 1843, 3e série, T. VIII).

un mètre cube, bien fermée, et présentant deux ouvertures traversées par un tube. Chacun de ces tubes communiquait avec un flacon d'acide sulfurique, deux flacons de
potasse, un autre flacon d'acide sulfurique réuni lui-même
par un tube contenant des fragments de potasse caustique
à un dernier flacon d'eau de chaux. La partie inférieure
de la caisse était munie d'un orifice destiné à laisser pé-
nétrer l'air extérieur. Un appareil à écoulement d'eau ser-
vait d'aspirateur. Scharling trouva dans ses expériences
que l'homme expirait des quantités variables d'acide carbonique aux diverses époques de la journée, qu'il brûlait
plus de carbone après avoir mangé qu'à jeun et plus aussi
pendant la veille que pendant le sommeil. En outre les
hommes expirent plus d'acide carbonique que les femmes
et les enfants plus que les hommes. S'il survient un ma-
laise ou un état de défaillance, la quantité d'acide carbonique est moindre qu'à l'état normal.

Nous arrivons aux savantes et minutieuses recherches
de MM. *Andral* et *Gavarret* (1) sur la quantité d'acide
carbonique exhalé par le poumon dans l'espèce humaine.
Leur appareil se compose d'un masque de cuivre s'appli-
quant sur la face aussi hermétiquement que possible et
communiquant au dehors par trois ouvertures : deux sont
traversées par des tubes qui permettent l'introduction de
l'air extérieur et empêchent la sortie de l'air expiré grâce
à un système de soupapes ; la troisième est destinée à laisser échapper l'air expiré ; elle est en communication par

1. Andral et Gavarret. *Recherches sur la quantité d'acide carbonique exhalé par le poumon dans l'espèce humaine. — in Ann. de
chimie et de phys.* 1843, T. VIII; 3e série, p. 129.

un tube en caoutchouc et un robinet avec un système de ballons dans lesquels on a préalablement fait le vide. Lorsqu'on veut commencer l'expérience, on ouvre le robinet de telle sorte que l'air extérieur n'arrive que lentement et graduellement et que tout se passe dans l'intérieur du masque comme à l'air libre (ceci s'obtient à l'aide de tâtonnements). L'appareil pour doser l'acide carbonique contenu dans les ballons à la fin de l'expérience est celui de MM. Dumas et Boussingault pour l'analyse de l'air, c'est-à-dire une série de tubes de Liebig et de tubes en U contenant de l'acide sulfurique et de la potasse caustique, les uns destinés à absorber la vapeur d'eau, les autres l'acide carbonique. L'augmentation de poids de ces derniers donne la quantité d'acide carbonique contenu dans l'air expiré des ballons ; on fait circuler cet air dans les tubes à l'aide d'un aspirateur.

Les expériences de MM. Andral et Gavarret ont porté sur les variations de l'acide carbonique sous l'influence de l'âge, du sexe et de la constitution des sujets.

Voici les résultats qui ont été obtenus : l'homme exhale plus d'acide carbonique que la femme. Chez l'homme la quantité d'acide carbonique croît de 8 à 30 ans et commence à décroître à partir de 30 ans. Chez la femme, pendant la deuxième enfance, l'acide carbonique s'accroit comme chez l'homme, mais, dès que la menstruation apparaît, la quantité d'acide carbonique reste stationnaire pour augmenter au moment de la ménopause et diminuer ensuite graduellement avec l'âge. Pendant la grossesse l'acide carbonique est exhalé en plus grande quantité. Le poids de l'acide carbonique éliminé est d'autant plus élevé que la

constitution est plus forte et le système musculaire plus
développé.

En 1845, *Letellier* (1), recherchant l'influence des
températures extrêmes de l'atmosphère sur la production
de l'acide carbonique de la respiration, expérimenta sur
des cobayes et des souris. Son appareil consistait en un vase
de verre ayant la forme d'une cloche renversée ; ce vase
présentait à sa partie supérieure une ouverture par laquelle
on introduisait l'animal et qu'on fermait ensuite avec un
bouchon percé de trous ; ces trous livraient passage à des
tubes de plomb dont l'un communiquait avec l'air extérieur et l'autre avec un aspirateur qui était précédé de la
série des tubes ordinaires. La cloche était placée dans un
seau en zinc qui contenait de l'eau chaude ou froide suivant qu'on voulait opérer à de hautes ou à de basses températures.

Letellier trouva que la quantité d'acide carbonique produit variait avec la température extérieure. Cette quantité
était plus grande à 0° qu'à 16°, moindre à 30° qu'à 16°.

Mais c'est à MM. *Regnault et Reiset* (2), qu'il faut
arriver pour avoir un procédé exact et des résultats certains
au point de vue qui nous occupe. En 1845, ces deux
savants imaginèrent un appareil resté classique et que nous
ne décrirons pas dans tous ses détails. Il nous suffira de

1. Letellier. Influence des températures extrêmes de l'atmosphère
sur la production de l'acide carbonique dans la respiration des animaux à sang chaud (*Annales de chimie et de physique*, 3ᵉ série,
T. XIII, 1845).

2. Regnault et Reiset. Recherches cliniques sur la respiration des
animaux des diverses classes (*Annales de Chimie et de physique,*
3ᵉ série, 1849, t. XXVI).

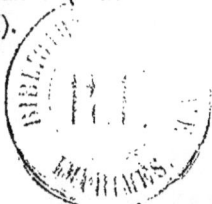

dire qu'il se compose d'une cloche de verre tubulée de 45 litres dans laquelle est renfermé l'animal ; cette cloche communique d'une part avec deux pipettes destinées à condenser l'acide carbonique qui se forme et d'autre part avec un appareil qui permet de remplacer constamment l'oxygène absorbé. De cette façon l'acide carbonique est absorbé au fur et à mesure qu'il se produit, l'oxygène vient le remplacer et on maintient ainsi constante dans la cloche la composition de l'air.

Regnault et Reiset ont trouvé que les quantités d'oxygène consommées par le même animal dans des temps égaux variaient suivant les diverses périodes de la digestion et l'état des mouvements, que la consommation d'oxygène était plus grande chez les animaux jeunes que chez les adultes, chez les animaux maigres et bien portants que chez les très gras et enfin que la consommation d'oxygène pour les mammifères hibernants était très faible pendant l'engourdissement.

La même année *Hervier et Saint-Lager* (1) communiquèrent à l'*Académie des sciences* les résultats des nombreuses expériences faites par eux pour rechercher les variations de l'acide carbonique exhalé par le poumon à l'état de santé et de maladie. Leurs recherches très complètes embrassent presque tous les divers états physiologiques et pathologiques.

Les résultats obtenus à l'aide du procédé de Regnault et Reiset sont, en raison de l'exactitude et de la rigueur du

1. Hervier et Saint-Lager. Recherches sur l'acide carbonique exhalé par le poumon à l'état de santé et de maladie (C. R. *Acad. des scien.*, 1849, t. XXVIII, p. 260).

procédé, à l'abri de toute contestation ; malheureusement la disposition de cet appareil n'a pas permis de faire des expériences sur l'homme, on n'a pu opérer que sur des animaux de petite taille.

C'est pour combler cette lacune qu'en 1860 *Pettenkofer et Voit* (1) imaginèrent leur colossal appareil. Il se compose d'une chambre en tôle hermétiquement close, cubant 12000 litres et où on place l'homme sur lequel on veut expérimenter. L'air extérieur est poussé dans cette chambre à l'aide de pompes mises en mouvement par une machine à vapeur, mais, avant d'y entrer, il passe à travers des compteurs de façon que l'on puisse connaître son volume. L'air contenu dans l'intérieur sort par deux ouvertures : l'une laisse écouler une grande quantité de gaz dont on mesure le volume et l'autre une quantité plus faible connue également et qui doit servir à l'analyse. En dosant alors, à l'aide de l'eau de baryte, l'acide carbonique contenu dans ce petit volume d'air, qui présente la même composition que la masse totale, il suffit d'un simple calcul pour obtenir l'acide carbonique tout entier qui a traversé la chambre.

Pettenkofer et Voit ont constaté que l'élimination de l'acide carbonique à l'état physiologique était plus élevée pendant le jour que pendant la nuit, pendant l'exercice que pendant le repos. Chez un diabétique ils ont trouvé

1. Pettenkofer. *Ueber den Respirations uud Perspirations apparat im physiologischen Institute zu München. In Sitzungsberichte d. baierisch. Acad. der Wissensch. Zu München*, 1860. Pettenkofer et Voit, *Untersuchungen über die Respirat. in ann. Chem. und Phys.* 1860.

une diminution notable dans l'excrétion journalière de l'acide carbonique.

Liebermeister (1) emploie un procédé plus simple et qui est à peu près analogue à celui dont s'était servi Scharling et que nous avons décrit : il met son sujet dans une sorte de cuve en zinc de deux mètres cubes qui communique avec le dehors par deux ouvertures ; l'une permet l'entrée de l'air extérieur, l'autre est en rapport avec une trompe à eau qui aspire l'air contenu dans l'appareil.

Tout l'air qui a passé dans la cuve traverse une série de flacons à acide sulfurique, à potasse et à eau de baryte qui le dépouillent de sa vapeur d'eau et de son acide carbonique. A l'aide de ce procédé, Liebermeister a pu constater que, pendant la fièvre, la production de l'acide carbonique augmentait, qu'il s'agisse du stade de chaleur de la fièvre intermittente ou d'une fièvre ordinaire.

En 1877 MM. *Jolyet et Regnard* (2) ont modifié l'appareil de Reiset en le rendant moins coûteux et plus maniable. Leur appareil est cependant encore assez compliqué ; il se compose d'une cloche d'une dizaine de litres dans laquelle respire l'animal ; cette cloche communique d'une part avec un système destiné à condenser l'acide carbonique et qui est formé de pipettes de Regnault et d'un

1. Liebermeister. *Recherches sur les changements quantitatifs dans la production de l'acide carbonique chez l'homme.* 1er mem. *in Deutsch. Archiv. für Klin. medicin.* T. VII, 1870. 2e mem. ibid. t. VIII, 3e mem. ibid. t. X.

2. Jolyet et Regnard. Des modifications apportées dans les produits de la respiration, sous l'influence de conditions pathologiques et expérimentales déterminées (*Soc. biologie* 1877 et *Gaz. méd.* de Paris, 1877 p. 179).

vase contenant une solution de potasse caustique, et d'autre part avec deux flacons pleins d'oxygène. Ces flacons sont disposés de telle sorte que leur oxygène vient remplacer à chaque instant celui qui est consommé dans la cloche. L'analyse de l'acide carbonique, contenu dans la cloche, se fait avec la pompe à mercure. Ces auteurs ont trouvé que le nitrite d'amyle en inhalation diminuait la quantité d'acide carbonique éliminée en une heure. L'acide phénique au contraire augmenterait dans une proportion énorme l'exhalation de l'acide carbonique. Après une saignée de 250 grammes un chien élimine des quantités d'acide carbonique moitié moindres qu'avant l'opération.

M. *Regnard* (1), ne pouvant se servir de ce procédé pour l'homme, en a imaginé un autre plus simple qui consiste à faire expirer l'air dans un grand ballon de 200 litres et à doser, à l'aide de barboteurs à potasse, la quantité d'acide carbonique qui y est contenu. L'air du ballon, après avoir passé dans les barboteurs, traverse un compteur qui permet de noter son volume. L'aspiration se fait par une trompe.

M. Regnard, qui a dosé l'acide carbonique, chez un grand nombre de malades, a observé que la quantité de ce gaz était augmentée dans les fièvres franches, les plegmasies aiguës et même les fièvres lentes et qu'elle était au contraire diminuée dans toutes les maladies cachectiques. Les combustions seraient également diminuées dans la convalescence.

On voit, comme nous le disions en commençant, qu'il y

1. Regnard. Recherches sur les variations pathologiques des combustions respiratoires (thèse de Paris, 1878).

a eu jusqu'ici, pour recueillir et doser l'acide carbonique, presqu'autant de procédés que d'expérimentateurs. Cette trop grande richesse d'appareils montre notre pauvreté en résultats exacts.

CHAPITRE II

Arrivons maintenant à la description de la méthode dont nous nous sommes servi. Ce procédé que l'on doit à *MM. Gréhant et Quinquaud* (1) a l'avantage de pouvoir être facilement appliqué ; les appareils ne sont pas compliqués et peuvent même être employés dans les salles de malade sans le moindre inconvénient.

Le principe consiste à faire respirer une quantité donnée d'air contenue dans un ballon et à recevoir les produits de l'expiration de cette quantité d'air dans un autre ballon. On dose alors l'acide carbonique contenu dans ce dernier récipient en le faisant absorber par une solution concentrée de potasse caustique.

A. — *Manière de recueillir l'air expiré*

Parlons d'abord de l'appareil destiné à obtenir les gaz à analyser, il comprend :

1° Deux ballons en caoutchouc imperméable d'une contenance de 50 litres environ.

---

1. Gréhant et Quinquaud. Recherches de physiologie pathologique sur la respiration (Comptes rendus de l'Académie des sciences, mai 1882).

2° Deux robinets à trois voies dont le diamètre est autant que possible égal à celui de la trachée des animaux en expérience ;

3° Deux soupapes à eau de Muller ;

4° Un tube en T destiné à réunir les deux soupapes.

Supposons que nous voulions commencer une expérience et nous allons expliquer comment ces différents appareils sont agencés.

Tout d'abord, à l'aide d'une trompe à eau, on commence par faire le vide dans les deux ballons en caoutchouc à chacun desquels on a adapté un des robinets à trois voies dont nous avons parlé Il s'agit maintenant de faire entrer dans un de ces ballons une quantité connue d'air qui servira à la respiration de l'animal pendant l'expérience. Pour cela, on se sert d'un compteur à gaz, préalablement vérifié, et, à l'aide d'un soufflet, on injecte dans le ballon à travers ce compteur la quantité d'air voulue, soit cinquante litres habituellement.

Nous avons donc un ballon absolument vide et un autre rempli de cinquante litres d'air. Ces cinquante litres vont, à l'aide d'une disposition spéciale, passer du ballon plein dans le ballon vide en circulant à travers les poumons de l'animal. A cet effet deux soupapes à eau de Muller sont réunies par un tube en T et à chacune d'elles on adapte un des ballons à l'aide d'un tube en caoutchouc. Ces soupapes sont disposées de telle sorte que l'air contenu dans le ballon plein est appelé à chaque inspiration sans pouvoir y rentrer tandis que pour le ballon vide l'air expiré peut seul y arriver sans qu'il puisse en sortir.

Au tube en T on adapte une muselière en caoutchouc.

Tel est l'appareil tout entier ; une table, n'importe laquelle, suffit pour le soutenir. Lorsqu'on veut faire respirer l'animal, il suffit de lui placer la muselière en ayant soin, à l'aide de plusieurs tours de bande en caoutchouc, d'empêcher toute communication avec l'air extérieur (1). On ouvre alors les robinets à trois voies de façon à faire communiquer directement les deux ballons avec les soupapes à eau et les poumons de l'animal en expérience. Lorsque celui-ci aspire, l'air du ballon plein est attiré, circule à travers les poumons et, au moment de l'expiration, va contribuer à remplir le ballon primitivement vide. L'expérience est finie lorsque tout l'air du premier récipient a passé dans le second ; on ferme alors les robinets en notant l'heure à laquelle on finit comme on a eu soin de le faire quand on a commencé.

B. — *Dosage de l'acide carbonique.*

Nous venons de recueillir l'air expiré ; comment allons-nous faire pour y doser l'acide carbonique ? Pour cela différents appareils sont encore nécessaires : ce sont :

1° Une trompe à eau destinée à faire l'aspiration ;

2° Cinq flacons barboteurs avec tubes de Durand dont trois contiennent de l'acide sulfurique pur et deux une solution concentrée de potasse caustique ;

---

1. Nous avons plusieurs fois vérifié qu'il ne se perdait pas d'air par la muselière en faisant passer à travers un compteur l'air qui avait été expiré dans le ballon. Nous avons constaté toutes les fois que le volume d'air expiré était égal, à un demi litre près, à celui qui avait été inspiré.

3° Un flacon de Woolf à deux tubulures coutenant de l'acide sulfurique ;

4° Deux longs tubes en U ;

5° Une pince en cuivre ;

6° Deux éprouvettes remplies de mercure dans leur tiers inférieur ;

7° Un grand flacon fermé avec un bouchon en caoutchouc percé de trois trous qui sont occupés par des tubes en verre coudés à angle droit.

Faisons maintenant le dosage et disposons ces différents flacons.

A la trompe à eau on adapte un tube en caoutchouc qui vient se fixer à un des tubes en verre partant du grand flacon, les deux autres tubes se rendent chacun à une éprouvette contenant du mercure, l'une communiquant avec l'air extérieur par un tube en verre qui s'enfonce dans le mercure, l'autre avec l'appareil à dosage par un tube également en verre mais qui ne plonge pas dans le mercure, le tube venant du grand flacon s'y enfonçant lui-même.

Ces deux éprouvettes sont destinées à régulariser l'aspiration de façon à obtenir que le passage de l'air à travers l'appareil se fasse régulièrement et bulle à bulle.

A la suite de la dernière éprouvette vient un flacon de Durand A rempli à moitié d'acide sulfurique pur, puis, et séparé de celui-ci par un tube en U renversé de 0,50 cent. de hauteur environ, deux autres barboteurs B et B' contenant une solution concentrée de potasse caustique ; un autre tube en U de même hauteur est placé entre ces deux flacons et les deux derniers C et C' qui contiennent de l'acide sulfurique. On fait alors communiquer ce dernier flacon d'acide sulfurique avec le ballon qui contient l'air à analyser, on met la trompe en marche et l'air du ballon passe bulle à bulle à travers tous les barboteurs.

Les deux premiers flacons d'acide sulfurique absorbent la vapeur d'eau, les deux de potasse retiennent l'acide carbonique, et enfin le dernier flacon d'acide sulfurique absorbe la vapeur d'eau qui a pu être entraînée hors des flacons de potasse pendant l'aspiration.

On pèse les trois derniers flacons B, B′ et A avant et après le barbotage à l'aide d'une grande balance de Deleuil, pesant trois kilogrammes et sensible au demi-centigramme, et la différence entre les deux pesées n'est autre chose que le poids d'acide carbonique contenu dans l'air à analyser.

Les tubes en U dont nous avons parlé sont destinés à empêcher le reflux des liquides d'un flacon dans l'autre dans le cas où la pression viendrait par hasard à s'accroître du côté de la trompe ou à diminuer du côté opposé, soit que l'eau manque à la trompe, soit qu'un obstacle s'oppose au passage de l'air à l'autre extrémité.

Tous ces différents appareils sont réunis entre eux par des tubes en caoutchouc soigneusement assujettis par des fils fortement serrés. Le tube en caoutchouc qui réunit le dernier barboteur à l'appareil d'aspiration est comprimé par une pince en cuivre qui laisse passer plus ou moins d'air suivant que l'on veut rendre le barbotage plus ou moins actif.

Une dernière précaution consiste à adapter à la branche restée libre du robinet à trois voies, assujetti au ballon en caoutchouc, un flacon de Woolf à deux tubulures conte-

nant de l'acide sulfurique. Le robinet est placé de telle
sorte que le ballon communique d'un côté avec l'appareil
et de l'autre avec ce flacon. De cette façon lorsque le ballon
est complètement désempli, le vide ne se fait pas pour cela
dans les barboteurs car l'air extérieur est appelé, se dessè-
che en traversant le flacon de Woolf et va chasser les gaz
à analyser contenus dans les autres flacons et qui n'ont pas
encore traversé la solution de potasse caustique.

Il est facile de voir que le dosage se fait seul et qu'une
fois l'appareil mis en mouvement on n'a plus à s'en occu-
per que pour peser les flacons. On a l'habitude de régler
l'aspiration de telle sorte que l'air contenu dans le ballon
mette une nuit pour s'en échapper.

DEUXIÈME PARTIE

EXPÉRIENCES

Nous n'avons certes pas l'intention d'embrasser dans ce travail l'étude complète de toutes les modifications physiologiques ou pathologiques observées dans l'exhalation pulmonaire de l'acide carbonique. Depuis un an environ nous avons fait dans le laboratoire de M. Quinquaud une série de recherches sur les troubles nutritifs apportés aux animaux par l'injection de substances médicamenteuses diverses telles que l'alcool, le bichlorure de mercure, l'arséniate de soude, les alcalins et le sulfate de quinine. C'est le résultat de ces expériences que nous publions.

Nous y joindrons les recherches physiologiques ou pathologiques que nous avons faites, au même point de vue de l'acide carbonique, dans certaines conditions expérimentales, par exemple les variations de l'acide carbonique à la suite de la production d'une pleurésie expérimentale, à la suite de la section des pneumogastriques, après l'injection d'eau distillée dans les veines, sous l'influence de la suralimention et enfin à la suite de l'administration des bains froids.

Dans toutes nos expériences nous avons toujours noté la température et le poids de l'animal. Nous avons égale-

ment eu soin d'indiquer le nombre des respirations par
minute et le temps que l'animal a mis à expirer l'air qui
doit servir à l'analyse.

De plus, dans certaines circonstances, trop rares malheureusement, nous avons, dosé les matériaux solides du
sang et même l'urée dans ce liquide.

Enfin nous avons pris l'observation de l'animal en indi-
quant jour par jour les modifications qui pouvaient survenir dans son état général et local.

En nous entourant de tous ces renseignements nous pensons que les résultats que nous avons obtenus ne pourront
guère être contredits, si on se place dans les mêmes conditions ; et c'est pour cela que nous avons pris à tâche de
toujours indiquer tous les phénomènes observés, même
ceux qui, au premier abord, pouvaient paraître étrangers
au but que nous nous proposions dans ce travail.

CHAPITRE I

MODIFICATIONS DANS L'ÉLIMINATION PAR LES POUMONS DE L'ACIDE CARBONIQUE À LA SUITE DE L'ABSORPTION DE SUBSTANCES MÉDICAMENTEUSES.

§ 1ᵉʳ. — *Alcool.*

Le rôle de l'alcool dans l'économie a donné lieu à de nombreuses théories.

Pour *Liebig* (1), l'alcool serait un aliment respiratoire et se transformerait dans l'organisme en eau et en acide carbonique.

MM. *Bouchardat* et *Sandras* (2) pensent également que l'alcool est décomposé en eau et acide carbonique ; ils ont de plus trouvé un produit intermédiaire : l'acide acétique.

Duhek (3) aurait vu l'alcool se transformer en aldhéyde.

M. *Joffroy* (4), dans sa thèse d'agrégation, admet aussi que l'alcool est un aliment ; il serait en partie brûlé, en partie absorbé sans se décomposer.

1. Liebig. *Chimie organique appliquée à la physiologie et à la pathologie.* Traduction de Gerhardt, 1852, p. 244.

2. Bouchardat et Sandras. *Ann. de chimie et de physique,* 1847.

3. Duhek. *Ueber das Verhalten des Alcohols in thierischen organismus.*

4. Joffroy. *De la médication par l'alcool.* Thèse d'agrégation, 1875.

Au contraire, MM. *Lallemand, Perrin* et *Duroy* (1), ont essayé de prouver que l'alcool ne subissait aucune transformation dans l'économie et était complètement éliminé en nature.

M. *Rabuteau* (2) penche pour cette dernière opinion.

Quoi qu'il en soit il est généralement admis aujourd'hui que l'alcool modère le mouvement de nutrition.

M. *Perrin* (3) a constaté, dans de nombreuses expériences, que l'usage de l'alcool avait pour résultat constant de diminuer la quantité d'acide carbonique exhalé dans une proportion de 5 à 22 pour 100 lorsqu'il était administré à doses modérées.

Hirtz (4), *Marvaud, Bocker* (5) ont obtenu les mêmes résultats.

Nothnagel et Rossbach (6) disent que des quantités assez considérables d'alcool augmentent, au début, le dégagement de l'acide carbonique et produisent ensuite l'effet opposé ; de petites quantités font diminuer chez les chiens l'élimination de l'acide carbonique et l'absorption de l'oxygène sans modifier les proportions relatives de ces deux gaz. Ils ajoutent qu'on n'a pas encore étudié les modifica-

---

1. Lallemand, Perrin et Duroy. *Du rôle de l'alcool et des anes-*
thésiques dans l'organisme. Paris, 1860.

2. Rabuteau. El. de thérapeutique, Paris, 1877.

3. M. Perrin. Art. alcool, *Dictionnaire encycl. des sc. méd.* 1869.

4. Hirtz. Art. alcool, *Nouv. dict. de méd. et de chir. prat.* 1864.

5. Bocker. *Beitrage zur Heilkunde, insbesondere zur Kranhheits,*
genussmittelund Arzneiwirkungs. Lehre, nach eigenen Untersu-
chungen. 1 Band : Genusmittel Crefeld, 1849.

6. Nothnagel et Rossbach. El. de thérapeutique, 1880.

tions à l'état de coma mais que sans doute il existe à ce moment une diminution considérable de l'acide carbonique.

Ajoutons que, d'après certains auteurs, (*Rabuteau, Hammond* (1). l'urée serait également diminuée, tandis que d'autres, *Parker* (2) par exemple, n'ont vu que peu de modifications dans la quantité d'azote de l'urine à la suite de l'ingestion de doses fractionnées d'alcool.

Notons enfin que, sous l'influence de doses modérées, les inspirations deviennent plus nombreuses et plus amples mais que, quand la dose est très forte, on observe de la lenteur des mouvements respiratoires.

La température baisserait comme l'urée et l'acide carbonique (*Demarquay* (3), *Edward Smith*, *Magnan* (4)) ; cependant Parker, à part une légère élévation de la température immédiatement après l'ingestion de l'alcool, n'a pas constaté de modifications.

Ce rapide exposé montre que l'on n'est pas encore complètement d'accord sur le rôle et les propriétés de l'alcool. Voici quelques expériences que nous avons instituées pour vérifier ou compléter les résultats que nous venons d'énoncer.

1. Hammond. *Physiological and medico-légal journal,* 1875. New-York.

2. Parker. De l'action de l'alcool sur l'organisme humain (*procéd. of the Royal Soc. of London* XVIII, p. 362, n° 120, 1870).

3. Demarquay. Thèse de Paris, 1847 et *Arch. géu. de méd.* 1848.

4. Magnan. Etude expérimentale et critique sur l'alcoolisme, 1871 (*Extr. du recueil de méd. véter.* mai et juin 1871).

PREMIÈRE EXPÉRIENCE

Chien noir. Injection de 50 cc. d'alcool pendant quatre jours. Dosage
de l'acide carbonique exhalé.

Le 22 mars 1883, nous faisons inspirer et expirer 50 litres d'air
en 12 minutes à un chien du poids de 18 kilogr., ayant une température rectale de 39°, 3. La pesée des flacons de Woolf, après barbotage, donne 3 gr. 02 d'acide carbonique.

Le lendemain 23 un nouveau dosage de l'acide carbonique expiré à
l'état normal dans 50 litres d'air donne 2 gr. 86 ; la température
rectale est de 39°,2 ; l'animal a respiré les 50 litres en 12 minutes
avec dix mouvements respiratoires doubles par minute.

On introduit ensuite dans l'estomac, à l'aide d'une sonde œsophagienne, un mélange de 50 c. cubes d'alcool absolu et de 50 c. cubes
d'eau.

Les 24 et 25 mars, ingestion de 50 c. cubes d'alcool.

Le 27, à 11 heures 20 du matin, la température étant à 39°,2, on
fait circuler à travers les poumons 50 litres d'air en 9 minutes 20 secondes ; ils contiennent 3 gr., 04 d'acide carbonique, il y a 11 respirations par minute.

A 11 heures 30 on fait ingérer 50 c. cubes d'alcool.

A midi, une demi-heure après l'ingestion, la température rectale

Dates	Remarques	Quantités d'alcool ingérées	Poids de l'animal	Poids de CO^2 exhalé dans 50 litres d'air	Durée de l'expérience	Nombre de respirations par minute	Température rectale
22 mars 1883	»	»	18k	3gr02	12'	9	39°,3
23	»	50cc	»	2gr86	12'	10	39°,2
24	»	50cc	»	»	»	»	»
25	»	50cc	»	»	»	»	»
26	»	»	»	»	»	»	»
27	A 11 h. 20 on fait respirer	50cc	»	3gr04	9'20"	11	39°,2
	A 11 h. 30 on fait l'ingestion						
	A midi on fait de nouveau respirer.	»	»	3gr22	19'	9	38°,8

est à 38º,8 ; 50 litres d'air traversent les poumons en 19 minutes et leur enlèvent 3 gr. 22 d'acide carbonique ; on compte 9 respirations par minute.

A la suite de l'ingestion de 50 centimètres cubes, pendant trois jours et 48 heures après la dernière ingestion, l'exhalation pulmonaire de l'acide carbonique ne paraît pas avoir subi de modifications ; mais une demi-heure après qu'on a fait ingérer 50 centimètres cubes d'alcool on constate une diminution notable si on tient compte du temps pendant lequel les 50 litres traversent les poumons, temps qui a doublé tandis que la quantité d'acide carbonique ne subissait qu'une très légère augmentation.

DEUXIÈME EXPÉRIENCE.

Chienne de 18 k. 300. — Ingestion de 120 cc. d'alcool absolu. — Dosage de l'acide carbonique une heure après.

Le 11 juillet 1883, à 10 heures du matin, nous dosons chez une chienne bien portante de 18 k. 300 l'acide carbonique dans 50 litres d'air expirés ; ces 50 litres circulent à travers les poumons en 16 minutes et contiennent 2 grammes 48 d'acide carbonique. A ce moment la température rectale est à 39º,6 ; on note 16 respirations par minute.

A 10 heures 30 nous introduisons dans l'estomac de l'animal, à l'aide d'une sonde œsophagienne, 120 c. cubes d'alcool mélangés à 120 c. cubes d'eau distillée.

A 10 heures 50 la température rectale est à 38º,2.

A 11 heures 30, une heure après l'ingestion, la chienne est complétement anesthésiée, les mouvements réflexes sont abolis, elle ne se soutient plus, est inerte ; sa tête retombe quand elle veut la soulever ;

elle paraît dormir. Sa température rectale est égale à 37°,8; 50 litres d'air circulent à travers les poumons en 15′ 40″ et leur enlèvent 1 gr. 32 seulement d'acide carbonique; il y a 15 respirations par minute.

Heures des recherches	Remarques	Poids de CO_2 dans 50 lit. d'air.	Durée de l'expérience.	Nombre de respirations par minute.	Température rectale.
10 heures	»	2ᵍʳ48	16′	16	39°,6
10 h. 30	Ingestion dans l'estomac de 120 c. cubes d'alcool absolu mélangé à 120 c. cubes d'eau.	»	»	»	»
11 h. 30	L'animal est inerte, presque dans le coma.	1ᵍʳ32	15	15′40″	37°,8

Cette expérience nous montre qu'une heure après l'ingestion d'une dose très élevée d'alcool, lorsque l'animal est presque dans le coma, la production de l'acide carbonique diminue considérablement.

Nous conclurons de nos deux expériences :

1° Que l'alcool, introduit en quantité considérable dans l'organisme, fait diminuer au bout de peu de temps l'exhalation pulmonaire de l'acide carbonique.

2° Que son action ne s'exerce plus quarante-huit heures après l'ingestion.

§ 2. — Bichlorure de mercure.

L'action du mercure sur les échanges gazeux respiratoires paraît être jusqu'ici absolument inconnue.

Gubler (1) pense qu'à haute dose le mercure est un agent puissant de destruction organique et de dénutrition et qu'à faible dose il est plutôt reconstituant mais il ne parle pas des modifications éprouvées par l'acide carbonique de la respiration.

1. Gubler. *Cours de thérapeutique*, 1880.

M. Rabuteau (1) dit que les mercuriaux modèrent la nutrition mais qu'aucune expérience précise n'a encore prouvé qu'ils diminuaient l'urée et l'acide carbonique.

M. Bouchard (2) a observé une diminution de l'urée dans l'urine dans un cas d'intoxication mercurielle.

D'après *Nothnagel et Rossbach* (3) le mercure ne paraît pas influencer les échanges nutritifs.

Devant une telle pénurie de renseignements nous pensons que nos recherches ne seront pas inutiles et nous espérons que les deux expériences suivantes aideront à rendre plus complète l'étude physiologique des mercuriaux.

PREMIÈRE EXPÉRIENCE

Chien noir vigoureux. Injections sous-cutanées de bichlorure de mercure. Dosage de l'acide carbonique exhalé.

Le 19 septembre 1882, nous dosons l'acide carbonique de la respiration chez un chien de 10 k. 400. 50 litres d'air traversent les poumons en 11 minutes 20 secondes et leur enlèvent 2 gr. 16 d'acide carbonique; il y a 12 respirations par minute, la température rectale est égale à 39°,2.

Le lendemain 20, nous trouvons 2 gr. 20 d'acide carbonique dans 50 litres d'air qui mettent 12 minutes 20 secondes à circuler ; la température rectale est de 39° ; on note 15 respirations par minute.

Du 21 septembre au 13 octobre inclus nous injectons tous les jours sous la peau de cet animal un centigramme de sublimé corrosif en solution, ce qui fait en tout 23 centigrammes.

1. Rabuteau. *Él. de thér.*
2. Bouchard. *Soc. biologie*, 1874.
3. Nothnagel et Rossbach. *El. de thérap.*

Au début il y a de la diarrhée qui cesse à la fin de l'expérience. L'animal a assez bien mangé, cependant il a maigri d'une façon notable.

Le 14 octobre. — Il pèse 9 kilog. ; sa température est 39°. 50 litres d'air enlèvent aux poumons 1 gr. 34 d'acide carbonique en 10 minutes ; on compte 17 respirations par minute.

Dates	Remarques	Quantités de $Hgcl^2$ de soude injectées	Poids de l'animal	Poids de CO^2 dans 50 litres d'air	Durée de l'expérience	Nombre de respirations par minute	Température rectale
19 sept. 1882	»	»	10^k400	$2^{gr}16$	$11'20''$	12	$39°,2$
20	»	»	»	$2^{gr}20$	$12'20''$	15	$39°$
Du 21 sept. au 13 oct. incl.	Au début des injections il y a de la diarrhée, il n'y en a plus à la fin.	Injection journalière de $0,01^{cg}$, en tout $0,23^{cg}$	»	»	»	»	»
14 oct.	»	»	9^k	$1^{gr}34$	$10'$	17	$39°$

Dans cette expérience, la production de l'acide carbonique a subi une diminution de plus d'un tiers à la suite d'une injection quotidienne pendant 23 jours de un centigramme de bichlorure de mercure en solution. L'animal a maigri, mais sa température n'a pas varié.

DEUXIÈME EXPÉRIENCE

Chien jaune à longs poils. Injections sous-cutanées de bichlorure de mercure. Dosage de l'acide corbonique exhalé.

Le 27 octobre 1882 nous prenons un chien de 11k.050 ; sa température est à 38°,9 ; il fait circuler 50 litres d'air à travers ses poumons en 16 minutes 30 secondes ; nous trouvons 2 gr.32 d'acide carbonique ; il y a 12 respirations par minute.

Le 28. — Nouveau dosage : 2 gr. 28 d'acide carbonique sont con-

tenus dans 50 litres d'air qui mettent 15 minutes 20 secondes à traverser les poumons ; on note 13 respirations par minute. T. R. 38°,9.

On commence à injecter un centigramme de bichlorure.

Le 29 et le 30. — Injection de 0,01 centigramme.

Le 31. — La température rectale est à 39° 50 litres d'air circulant
en 15 minutes 40 secondes enlèvent aux poumons 2gr.52 d'acide carbonique, chiffre un peu plus élevé que normalement ; on compte 12
respirations par minute.

A partir du 31 octobre jusqu'au 7 novembre, c'est-à-dire pendant
huit jours, on augmente la dose du bichlorure et on en injecte deux
centigrammes par jour.

Dès le 1er novembre il y a de la diarrhée et de l'amaigrissement ;
le 5 novembre il n'y a plus de diarrhée mais le chien ne pèse plus
que 10k.500.

Le 8 novembre nous dosons l'acide carbonique et nous constatons
que 50 litres d'air expiré en contiennent 1 gr. 68 seulement ; l'expérience dure 14 minutes 10 secondes, on note 15 respirations par minute ; le poids de l'animal est de 9 k. 600.

Dates	Remarques	Quantité de Hgcl² injectée	Poids de l'animal	Poids de Co² dans 50 litres d'air	Durée de l'expérience	Nombre de respirations par min.	Tempéra-ture rectale
27 oct. 1882	»	»	11k050	2gr32	16'30"	12	38°,9
28	»	0gr01	»	2gr28	15'20"	13	38°,9
29	»	0gr01	»	»	»	»	»
30	»	0gr01	»	»	»	»	»
31	»	0gr02	»	2gr52	15'40"	12	39°
1er nov.	Diarrhée, amaigris-sement.	0gr02	»	»	»	»	»
2	»	0gr02	»	»	»	»	»
3	»	0gr02	»	»	»	»	»
4	»	0gr02	»	»	»	»	»
5	Plus de diarrhée.	0gr02	10k500	»	»	»	»
6	»	0gr02	»	»	»	»	»
7	»	0gr02	»	»	»	»	»
8	»	0gr02	9k800	1"68	14'10"	15	39°,2

L'acide carbonique a légèrement augmenté au début à

la suite de l'injection de 3 centigrammes de bichlorure de mercure en trois jours, mais il a très nettement diminué à la fin après l'injection de 19 centigrammes à onze jours.

Comme dans la première expérience, le poids a baissé et la température n'a pas subi de modifications.

Les mercuriaux, à doses moyennes, ont donc pour action de faire diminuer au bout de quelque temps la quantité d'acide carbonique exhalé par les poumons ; ils déterminent de plus l'amaigrissement de l'animal mais ne paraissent pas agir sur la température.

§ 3. — *Arséniate de soude.*

Les arsénicaux sont des modérateurs de la nutrition. *Lolliot* (1), dans son consciencieux travail sur l'arsenic, a constaté, sous l'influence de cet agent, un abaissement de la température et une diminution de l'urée dans les urines.

Brettschneider (2) a vu l'acide carbonique diminuer chez les animaux empoisonnés, malgré la rapidité de la respiration.

Schmidt et Stürzwage (3), expérimentant sur des poules et des chats auxquels ils administraient de l'acide arsénieux ont noté un abaissement dans l'élimination de

1. Lolliot. *Étude physiologique de l'arsenic.* (Thèse de Paris, 1868).

2. Brettschneider. Quœdam de arsenici efficacia disquisitiones. Dorpat, 1858.

3. C. Schmidt und L. Stürzwage. Einfluss der arsenugen Säure auf den Stoffwechsel. (Moleschott's Untersuchungen T. VI, part. 3, p. 283. Giessen, 1859).

l'acide carbonique par les poumons, même après de petites doses.

Rabuteau (1) a observé une diminution de 6 pour 100
dans l'urée excrétée.

Gubler (2) dit que « l'arsenic altère les globules et les
rend inaptes à absorber l'oxygène : il entrave donc l'hé-
matose et restreint les combustions respiratoires, la proportion de l'urée diminue considérablement, il en est de
même pour l'acide carbonique. »

Nos expériences, ainsi qu'on va le voir, paraissent être
d'accord avec les résultats précédents ; nous avons observé
un abaissement de la production de l'acide carbonique
sous l'influence de l'arsenic.

PREMIÈRE EXPÉRIENCE

**Chienne noire à poils ras. Injections sous-cutanées d'arseniate de soude.
Dosage de l'acide carbonique.**

Le 28 octobre 1882 nous prenons une chienne de moyenne taille
du poids de 10 kilogr. 925 ; elle exécute 25 mouvements respiratoires doubles par minute et fait circuler 50 litres d'air en 6 minutes
50 secondes, le dosage de l'acide carbonique donne 2 gr. 28; la température rectale est à 39°.

Le 29. — On trouve 2 gr. 26 d'acide carbonique dans 50 litres d'air
qui traversent les poumons en 10 minutes ; il y a 20 respirations par
minute. T. R. 39°. Le même jour on injecte sous la peau 5 centigr.
d'arséniate de soude en solution.

Le 30 et 31. — Injection de 0 gr. 075 mg.

1. Rabuteau. *Élem. de thérapeutique*, 1877.
2. Gubler. *Cours de thérapeutique*, 1880.

Le 1er novembre. — T. R. 39,6. 50 litres d'air enlèvent aux poumons 2 gr. 60 d'acide carbonique en 8 minutes, il y a 22 respirations par minute. On augmente la dose d'arséniate et on en injecte0,10 cg.

Les 2 et 3. — Injection de 0,10 cg.

Le 4. — la pesée des barboteurs nous donne 2 gr. 02 d'acide carbonique ; 50 litres ont circulé en 9 minutes 30 secondes, on a compté 20 respirations par minute. T. R. 39°,6, injection de 0,10 cg.

Les 5, 6, 7 et 8. — on injecte encore 0 gr. 10 cg.

Le 9 novembre. — La température rectale est à 39,°2 ; on trouve dans 50 litres d'air expirés en 14 minutes 1 gr. 84 d'acide carbonique. Nombre de respirations par minute 16.

L'animal a maigri il ne pèse plus que 9 kil. 030 ; cependant il a toujours assez bien mangé, il n'a pas eu de diarrhée et paraît encore assez vigoureux.

Dates	Remarques	Quantités d'arsénia e de soude injectées	Poids de l'animal	Poids de CO² exhalé dans 50 l tres d'air	Durée de l'expé-rience	Nombre de respirations par minute	Tempé-rature rectale
28 oct. 1883	»	»	10ᵏ925	2ᵍʳ28	6′50″	25	39°
29	»	0ᵍʳ05	»	2ᵍʳ26	10′	20	39°
30	»	0ᵍʳ075	»	»	»	»	»
31	»	0ᵍʳ075	»	»	»	»	»
1er nov.	»	0ᵍʳ10	»	2ᵍʳ60	8′	22	39°,6
2	»	0ᵍʳ10	»	»	»	»	»
3	»	0ᵍʳ10	»	»	»	»	»
4	»	0ᵍʳ10		2ᵍʳ02	9′30″	20	39°,5
5	»	0ᵍʳ10	»	»	»	»	»
6	»	0ᵍʳ10	»	»	»	»	»
7	»	0ᵍʳ10	»	»	»	»	»
8	»	0ᵍʳ10	»	»	»	»	»
9	A toujours assez bien mangé ; — un peu d'a-maigrissement ; — pa-raît assez vigoureux.	»	9ᵏ030	1ᵍʳ83	14′	16	39°,2

La quantité d'acide carbonique a un peu augmenté au début (2 gr. 60 au lieu de 2 gr. 28) à la suite d'une injection de 2 centigrammes d'arséniate de soude en trois jours, mais, après l'injection de un gramme en 11 jours, on observe une diminution très nette puisque le chiffre de l'acide carbonique contenu dans 50 litres d'air descend à 1 gr. 84 tandis qu'il était de 2 gr. à l'état normal.

DEUXIÈME EXPÉRIENCE.

Chien noir. Injections sous-cutanées d'arséniate de soude. Dosage de l'acide carbonique exhalé par les poumons.

Le 12 juin 1883, nous faisons circuler 50 litres d'air à travers les poumons d'un chien de 8 k. 500 en 9 minutes 10 secondes; la température rectale est à 39°,3, il y a 26 respirations par minute et nous trouvons 2 gr. 10 d'acide carbonique dans les 50 litres expirés.

Le 16 juin. — 2 gr. 24 d'acide carbonique sont contenus dans les 50 litres d'air qui sont respirés en 14 minutes 40 secondes.

T. R. 39°,5. Nombre de respirations par minute 16.

Le 19 juin. — T. R. 39°,2, 50 litres d'air expirés en 12 minutes 20 secondes renferment 2 gr. 18 d'acide carbonique.

On commence à injecter sous la peau 0 gr. 04 centig. d'arséniate de soude en solution.

Les 20 et 21. — Injection de 0 gr 04 centig.

Le 22. — T. R, 39°,8, 50 litres d'air traversent les poumons en 7 minutes 30 secondes et leur enlèvent 1 gr. 40 d'acide carbonique; on compte 30 respirations par minute. On porte à 0 gr. 08 centig. la dose d'arséniate de soude injectée.

Les 23 et 24. — Injection de 0 gr. 08 centig.

Le 25. — T. R. 39°,7. Le chien n'a pas maigri, il pèse 8 k. 450; il respire 50 litres d'air en 8 minutes, on y trouve 1 gr. 56 d'acide carbonique; on note 23 respirations par minute. On augmente encore la dose d'arséniate et on injecte 0 gr. 12 centig.

Les 26 et 27. — Injection de 0 gr. 12 centig.

Le 28. — Le poids d'acide carbonique exhalé est égal à 1 gr. 24 dans 50 litres d'air qui traversent l'appareil respiratoire en 8 minutes ; le nombre des respirations par minute est de 22, la température rectale est à 39°,2.

L'animal n'a pas encore maigri mais depuis le 25 juin environ, il commence à devenir triste, il paraît fatigué, ne court plus, reste dans un coin. On lui injecte 0,16 cg. Dans la journée il se plaint, reste couché, mange très peu.

Les 29 et 30 juin. — Injection de 0,16 cg.

Le 1er juillet. — T. R. 39°,4. Le chien a assez bien mangé hier, il paraît mieux portant, plus gai. 50 litres d'air circulent à travers ses poumons en 11 minutes et donnent 1 gr. 18 d'acide carbonique ; on compte 19 respirations par minute. Nouvelle injection de 0,16 cgr.

Les 2, 3, 4, 5 et 6 juillet. — Injection de 0 gr. 20 cgr, d'arséniate de soude.

Dates	Remarques	Quantités d'arséniate de soude injectées	Poids de l'animal	Poids de CO² exhalé dans 50 litres d'air	Durée de l'expérience	Nombre de respirations par minute	Température rectale
12 juin 1883	»	»	8ᵏ500	2ᵍʳ10	9′10″	26	39°,3
16	»	»	»	2ᵍʳ24	14′40″	16	39°,3
19	»	0ᵍʳ04	»	2ᵍʳ18	12′20″	18	39°,2
20	»	0ᵍʳ04	»	»	»	»	»
21	»	0ᵍʳ04	»	»	»	»	»
22	»	0ᵍʳ08	»	1ᵍʳ40	7′30″	30	39°,8
23	»	0ᵍʳ08	»	»	»	»	»
24	»	0ᵍʳ08	»	»	»	»	»
25	»	0ᵍʳ12	8ᵏ420	1ᵍʳ56	8′	23	39°,7
26	»	0ᵍʳ12	»	»	»	»	»
27	»	0ᵍʳ12	»	»	»	»	»
28	mange peu	0ᵍʳ16	»	1ᵍʳ24	8′	22	39°,2
29	»	0ᵍʳ16	»	»	»	»	»
30	»	0ᵍʳ16	»	»	»	»	»
1er juil.	mange assez bien	0ᵍʳ16	»	1ᵍʳ18	11′	19	39°,4
2	»	0ᵍʳ20	»	»	»	»	»
3	»	0ᵍʳ20	»	»	»	»	»
4	»	0ᵍʳ20	»	»	»	»	»
5	»	0ᵍʳ20	»	»	»	»	»
6	»	0ᵍʳ20	»	»	»	»	»
7	cachexie extrême	»	6ᵏ050	1ᵍʳ20	18′	14	37°,2

Le 7 — L'animal ne pèse plus que 6 k. 050, il est très affaibli, ne peut plus marcher ; il ne mange plus depuis quelques jours et est dans un état de cachexie extrême. Sa température rectale a baissé considérablement, elle est à 37°,2. 50 litres d'air traversant les poumons en 18 minutes donnent 1 gr. 20 d'acide carbonique avec 14 respirations par minute.

Dans cette expérience on observe, lorsque la dose d'arséniate est bien supportée, c'est-à-dire au commencement, une activité plus grande de la respiration et en même temps une diminution dans la production de l'acide carbonique ; puis au fur et à mesure que la dose est augmentée et que l'intoxication fait des progrès, la respiration se ralentit et la diminution de l'acide carbonique s'accentue de plus en plus.

La température n'a varié qu'à la période ultime de l'intoxication (abaissement de 2 degrés).

Il nous est donc permis de conclure que :

1° L'arséniate de soude en injections sous-cutanées, qu'il soit administré à doses médicamenteuses ou à doses toxiques, a pour action de diminuer de près d'un tiers la quantité d'acide carbonique exhalé.

2° A doses moyennes ce médicament active la respiration, à doses fortes il la ralentit.

3° La température ne varie pas, si ce n'est à la fin de l'intoxication, lorsque la cachexie a atteint ses dernières limites.

§ 4. — *Alcalins.*

On entend par alcalins les carbonates des métaux alcalins. Considérés d'abord comme des oxydants énergiques à la suite des expériences de *Chevreul* (1) en 1825 qui montraient qu'un mélange de sang et de potasse en solution se décomposait rapidement au contact de l'oxygène et n'éprouvait aucune modification dans le vide, les alcalins sont regardés aujourd'hui comme des modérateurs de la nutrition, malgré *Mialhe* (2) qui prétend que ce sont de puissants agents d'oxydation augmentant la production de l'urée et l'acide carbonique.

Mauricet (3), qui donna 5, 10 et 15 grammes de bicarbonate de soude à des chiens, a constaté que les matériaux organiques du sang ne paraissaient pas diminués ; les animaux qui mangeaient peu au début s'alimentaient très bien et se portaient parfaitement à la fin quoiqu'ils eussent un peu maigri.

Rabuteau et Boghoss Constant (4) ont fait sur l'homme des expériences qui montrent que, sous l'influence des alcalins (bicarbonates de potasse et de soude), la proportion d'urée est diminuée notablement à condition qu'on en prenne une dose assez forte, 5 à 6 grammes par exemple. En est-il de même pour l'acide carbonique ?

Nous n'avons rien trouvé sur ce sujet dans les auteurs. Les deux expériences suivantes dans lesquelles, outre l'acide carbonique, nous avons dosé les matériaux fixes et

1. Chevreul. In *Mémoires du Muséum d'histoire naturelle* T. XII.
2. Mialhe. *Chimie appliquée à la physiologie.*
3. Mauricet. *Recherches expérimentales pour servir à l'histoire thérapeutique des alcalins* (Thèse de Paris, 1862).
4. Rabuteau. *Éléments de thérapeutique et de pharmacologie,* Paris, 1877.

l'urée du sang vont, nous l'espérons, aider à compléter l'étude de ces médicaments importants.

PREMIÈRE EXPÉRIENCE

Chien d'assez forte taille. Ingestion de bicarbonate de soude à hautes doses. Dosage de l'acide carbonique dans l'air expiré des matériaux fixes et de l'urée du sang.

Le 13 février 1883, nous prenons un chien noir pesant 20 kilogrammes; sa température rectale est à 39°,2, il exhale 3 gr. 40 d'acide carbonique dans 50 litres d'air en 8 minutes 20 secondes; nombre de respirations par minute 14.

Le 15 février. — T. r. 39°,2. 50 litres d'air circulant en 8 minutes 30 secondes donnent 3 gr. 64 d'acide carbonique, il y a 17 respirations par minute.

Le 19. — T. r. 39°,2. On trouve 3 gr. 36 d'acide carbonique dans les 50 litres d'air exhalés en 11 minutes 30 secondes; on note 13 respirations par minute. On prend ensuite dans l'artère crurale gauche 35 cent. cubes de sang pour y doser l'urée et les matériaux solides.

25 cent. cubes de sang contiennent 0 gr. 0114 d'urée, ou pour 100 cent. cubes 0 gr. 0456.

5 cent. cubes du même sang, dont la densité est 1,054, laissent 1 gr. 153 de résidu solide, soit pour un litre 230 gr. 60.

On introduit alors dans l'estomac, à l'aide d'une sonde œsophagienne, 5 grammes de bicarbonate de soude dissous dans l'eau.

Le chien pèse 20 kilog. 200.

Le 20. — Ingestion de 10 grammes de bicarbonate.

Le 21. — Idem.

Le 22. — T. r. 39°,5. 50 litres d'air expiré en 8 minutes 20 secondes donnent 2 gr. 12 d'acide carbonique, il y a 15 respirations par minute. Ingestion de 10 grammes.

Le 23. — On augmente la dose et on fait ingérer 15 grammes.

Le **24**. — Ingestion de **15** grammes de bicarbonate. La température est à 38°,8.

Le **25**. — Il y a 2 gr. 30 d'acide carbonique dans les 50 litres d'air qui ont circulé en 10 minutes à travers les poumons. Nombre de respirations par minute : 10. T. r. 39°,1. Ingestion de 15 grammes. Le chien mange peu.

Le **26**. — L'animal a recommencé à bien manger depuis hier. On lui fait encore ingérer 15 grammes.

Le 27. — Ingestion de 15 grammes.

Le 28. — Le chien continue à bien manger, on lui introduit **15** grammes de bicarbonate dans l'estomac, mais il vomit un quart d'heure après.

Le **1er** mars. — T. R. 39°,4. On trouve dans 50 litres d'air, qui mettent 13 minutes 10 secondes à circuler, 3 gr. 54 d'acide carbonique. Il y a 12 respirations par minute.

Le 2 mars. — L'animal est fort, mange très bien depuis le 25 février.

Le 3 mars. — T. R. 39°,6. 50 litres d'air circulent en 12 minutes 50 secondes et enlèvent aux poumons 3 gr. 12 d'acide carbonique ; il y a 13 respirations par minute. On fait ingérer 20 grammes de bicarbonate de soude qui sont vomis presque aussitôt.

Les **4** et **5**. — Ingestion de 20 gr.

Le **6**. — T. R. 39°,2. 50 litres d'air expirés en 13 minutes 10 secondes contiennent 2 gr. 86 d'acide carbonique, on note 11 respirations par minute. Le chien, qui est bien portant, vomit après l'ingestion de 20 grammes.

Le 7 mars. — Le poids de l'animal est de 19 k. 050, il vomit encore après l'ingestion de 20 gr.

Le 8 mars. — On introduit dans l'estomac 20 grammes de bicarbonate de soude qui sont rejetés comme la veille et l'avant-veille.

Le 9. — On cesse l'ingestion ; T. R. 39°,2. 3 gr. 60 d'acide carbonique sont exhalés dans 50 litres d'air en 11 minutes 40 secondes, il y a 11 respirations par minute. On prend ensuite 40 cent. cubes de sang dans l'artère crurale droite. 5 c. sont mis à évaporer pour y doser les matériaux solides du sang ; il reste après l'évaporation 1 gr. 123 de résidu solide ou pour un litre 224 gr. 60. La densité de ce sang est de 1 gr. 043 ; l'urée qui y est contenue est égale à 0 gr. 0391 pour 100 cent. cubes.

L'animal est laissé au repos jusqu'au 24 mars ; ce jour là on trouve que 50 litres d'air expirés en 12 minutes renferment 3 gr. 24 d'acide carbonique ; il y a 10 respirations par minute. T. R. 39°,3.

Dates	Remarques	Quantités de bicarbonate de soude ingérées	Poids de l'animal	Poids de CO_2 dans 50 litres d'air	Durée de l'expérience	Nombre de respirations par minute	Température rectale	Poids dans un litre des matériaux fixes du sang	Poids de l'urée dans 100 c. cubes de sang.
13 février 1883	»	»	»	3gr40	8'20"	14	39°,6	»	»
15	»	»	»	3gr64	8'30"	17	39°,2	»	»
19	»	5gr	20k200	3gr36	11'30"	13	39°,2	230gr60	0gr0456
20	»	10gr	»	»	»	»	»	»	»
21	»	10gr	»	»	»	»	»	»	»
22	»	10gr	»	2gr12	8'20"	15	39°5	»	»
23	»	15gr	»	»	»	»	»	»	»
24	»	15gr	»	»	»	»	38°8	»	»
25	»	15gr	»	2gr30	10'	10	39°1	»	»
26	»	15gr	»	»	»	»	»	»	»
27	Mange bien.	15gr	»	»	»	»	»	»	»
28	Vomit après l'ingestion.	15gr	»	»	»	»	»	»	»
1er mars	»	15gr	»	3gr54	13'10"	12	39°4	»	»
2	L'animal est fort, mange très bien.	15gr	»	»	»	»	»	»	»
3	Vomit après l'ingestion.	20gr	»	3gr12	12'50"	13	39°,6	»	»
4	»	20gr	»	»	»	»	»	»	»
5	»	20gr	»	»	»	»	39°,6	»	»
6	Paraît bien portant. Vomit 1/2 heure après l'ingestion.	20gr	19k050	2gr86	13'10"	11	39°,2	»	»
7	A encore vomi.	20gr	»	»	»	»	»	»	»
8	Vomit.	20gr	»	»	»	»	»	»	»
9	»	»	»	3gr60	11'40"	11	39°,2	224gr60	0gr0391
22	A partir du 9, l'animal est laissé tranquille.	»	19k300	3gr24	12'	10	39°,3	»	»

On peut diviser cette expérience en deux périodes à peu près égales, une première dans laquelle la substance alcaline a été absorbée et une seconde dans laquelle elle a été

presque constamment rejetée par le vomissement. On constate que, dans la première période, la quantité d'acide carbonique éliminé a diminué d'un tiers puisque de 3 gr. 50
chiffre normal, elle est descendue à 2 gr. 12 et 2 gr. 30.
Dans la seconde période qui a duré 9 jours le chien a vomi
5 fois, le bicarbonate n'a donc pas été absorbé ces jours-là
et le lendemain lorsque nous avons dosé l'acide carbonique
nous avons vu qu'il était revenu presqu'à l'état normal :
en effet le 28 février l'animal a vomi, le lendemain 1 mars
l'acide carbonique est revenu à l'état normal ; le 9 mars
l'animal qui n'a pas absorbé de bicarbonate les trois jours
précédents exhale 3 gr. 60 d'acide carbonique dans 50
litres d'air tandis que le 4 et le 5, la substance alcaline
ayant été absorbée, nous obtenons le 6 une diminution, il
n'y a plus que 2 gr. 86 d'acide carbonique.

Cette dernière partie de l'expérience est intéressante
parce qu'elle nous permet d'admettre que l'action des alcalins sur les combustions respiratoires est passagère.

La température est restée à peu près constante ; les matériaux solides du sang n'ont pas non plus beaucoup varié ;
Quant à l'urée du sang, elle a subi une légère diminution.

DEUXIÈME EXPÉRIENCE

Chienne blanche de forte taille. — Ingestion de bicarbonate de soude à
hautes doses. — Dosage de l'acide carbonique de la respiration, des
mrtériaux fixes et de l'urée du sang.

La chienne que nous prenons pèse 29 k. 800 ; le 12 février 1883 elle
exécute 15 mouvements respiratoires doubles par minute et fait circu-

ler 50 litres d'air en 6 minutes 40 secondes. Le dosage de l'acide carbonique donne 3 gr. 56. T. R. 39°,6.

Le 13 février. — 3 gr. 32 d'acide carbonique sont exhalés dans 50 litres d'air respirés en 8 minutes 30 secondes, il y a 14 respirations par minute. T. R. 39°,4.

Le 15 février. — On trouve dans les 50 litres d'air respirés en 6 minutes 50 secondes, 3 gr. 48 d'acide carbonique. Nombre de respirations par minute : 19. T. R. 39°,8.

Le 16. — T. R. 39°,7. 50 litres d'air circulant en 8 minutes donnent 3 gr. 64 d'acide carbonique. On note 17 respirations par minute. Le même jour on prend dans l'artère fémorale gauche 30 cent. cubes de sang. 5 cent. cubes servent à déterminer le poids des matériaux solides du sang. le reste est utilisé pour y doser l'urée. On trouve 1 gr. 283 de résidu pour les 5 cent. cubes, ce qui fait par litre 256 gr. 60. L'urée existe dans la proportion de 0 gr. 0448 pour 100 cent. cubes de sang.

Le 19. — La température rectale est à 39°,8, il y a 18 respirations par minute, 50 litres d'air reçoivent 3 gr. 26 d'acide carbonique en 6 minutes. On commence avec une soude œsophagienne à faire ingérer à l'animal 5 gr. de bicarbonate de soude dissous dans de l'eau.

Les 20 et 21. — Ingestion de 10 grammes de bicarbonate.

Le 22. — Le chien mange peu. 50 litres d'air circulent à travers les poumons en 6 minutes 10 secondes en leur enlevant 2 gr. 56 d'acide carbonique; il y a 14 respirations par minute. T. R. 39°,4. Ingestion de 10 gr.

Les 23 et 24. — On fait ingérer 15 grammes.

Le 25. — T. R. 39°,5; l'animal qui mange peu depuis 3 jours exhale 2 gr. 66 d'acide carbonique dans 50 litres d'air expirés en 6 minutes 40 secondes; on note 16 respirations par minute. Ingestion de 15 grammes.

Le 26 et le 27. — Le chien a recommencé à très bien manger, on lui introduit encore 15 grammes de bicarbonate dans l'estomac.

Le 28 février. — Ingestion de 15 grammes. T. R. 39°,1. En 8

minutes 10 secondes, 50 litres d'air circulent et enlèvent aux poumons 3 gr. 10 d'acide carbonique ; il y a 16 respirations par minute.

Les 1 et 2 mars. — L'animal est très vigoureux, il mange bien, on lui fait ingérer 15 grammes de bicarbonate.

Le 3 mars. — On augmente la dose et on fait ingérer 20 grammes ; la température est de 39°,6, la circulation de 50 litres d'air dans les poumons dure 9 minutes, et le poids d'acide carbonique exhalé est trouvé égal à 2 gr. 46 ; on note 16 respirations par minute.

Le 4 mars. — Ingestion de 20 grammes.

Le 5. — Également. T. R. 39°,8.

Le 6. — L'animal est gros, vigoureux, bien portant, il mange bien ; son poids est de 30 k. 500. 50 litres d'air circulent en 7 minutes 10 secondes et enlèvent aux poumons 2 gr. 58 d'acide carbonique, en même temps on compte 18 respirations par minute et la température est à 39°,6. Ingestion de 20 grammes.

Le 7. — On fait encore ingérer 20 grammes.

Le 8. — On cesse le bicarbonate de soude et on dose l'acide carbonique : 2 gr. 52 sont enlevés au sang par 50 litres d'air en 9 minutes 10 secondes. T. R. 39°,6 ; nombre de respirations par minute 17.

Le même jour on prend 30 cent. cubes de sang dans l'artère fémorale droite et on obtient, avec 5 cent. cubes mis à évaporer, 1 gr. 262 de résidu solide ou pour un litre 252 gr. 40. Quant à l'urée, on trouve 0 gr. 0386 dans 100 cent. cubes de sang.

La chienne est laissée au repos depuis le 8 jusqu'au 22 mars ; le 22 on trouve qu'elle pèse 29 k. 600 et qu'elle exhale en 10 minutes 40 secondes 3 gr. 42 d'acide carbonique ; elle respire 16 fois par minute, sa température est à 39°,8.

Dates	Remarques	Quantité de bicarbonate de soude ingérée	Poids de l'animal	Poids de CO² exhalé dans 50 litres d'air.	Durée de l'expérience	Nombre de respirations par minute	Température rectale	Poids dans un litre des matériaux fixes du sang	Poids de l'urée dans 100 cent. cubes de sang
12 février 1883	»	»	29k800	3gr56	6'40"	15	39°,6	»	»
13	»	»	»	3gr32	8'30"	14	39°,4	»	»
15	»	»	»	3gr48	6'50"	19	89°,8	»	»
16	»	»	»	3gr64	8'	17	39°,7	256gr60	0gr0448
19	»	5gr	»	3gr26	6'	18	39°,0	»	»
20	»	10gr	»	»	»	»	»	»	»
21	»	10gr	»	»	»	»	»	»	»
22	Mange peu.	10gr	»	2gr56	6'10"	14	39°,4	»	»
23	»	15gr	»	»	»	»	»	»	»
24	»	15gr	»	»	»	»	39°,4	»	»
25	Mange peu depuis quatre jours	15gr	»	2gr66	6'40"	16	39°,5	»	»
26	Mange assez bien.	15gr	»	»	»	»	»	»	»
27	A très bien mangé.	15gr	»	»	»	»	»	»	»
28	»	15gr	»	3gr10	8'10"	16	39°,1	»	»
1er mars	»	15gr	»	»	»	»	»	»	»
2	Mange bien, vigoureux.	15gr	»	»	»	»	»	»	»
3	»	20gr	»	2gr46	2'	16	39°,6	»	»
4	»	20gr	»	»	»	»	»	»	»
5	»	20gr	»	»	»	»	39°,8	»	»
6	L'animal est gros, vigoureux, bien portant.	20gr	38k500	2gr58	7'10"	18	39°,6	»	»
7	»	20gr	»	»	»	»	»	»	»
8	»	»	»	2gr52	9'10"	17	39°,6	252gr40	0gr0386
29	L'animal est laissé au repos depuis le 8 mars.	»	29k600	3gr42	10'40"	16	39°,8	»	»

Dans cette deuxième expérience nous n'avons pas, comme dans la première, observé de vomissements ; la chienne a toujours conservé ce qu'on lui a fait ingérer et est restée tout le temps de l'expérience dans d'excellentes conditions. Aussi avons-nous pu constater que, sous l'influence de doses élevées de bicarbonate, il y avait une diminution de près d'un tiers dans l'exhalation pulmonaire de l'acide carbonique puisque, de 3 gr. 50, chiffre normal, nous

Butte

descendons à 2 gr. 56, 2 gr. 66, 3 gr. 10, 2 gr. 46, 2 gr. 58, 2 gr. 52, pour revenir à 3 gr. 42, quinze jours après la cessation de l'ingestion. Ces chiffres nous montrent que la diminution de l'acide carbonique reste à peu près constante.

L'urée a légèrement diminué dans le sang ; le poids des matériaux fixes n'a presque pas varié.

Concluons :

1° Les alcalins à hautes doses produisent chez le chien une diminution de près d'un tiers dans la quantité d'acide carbonique éliminée par les poumons.

2° Cette diminution reste constante pendant tout le temps que l'animal est sous l'influence du médicament.

3° Cette influence est passagère.

4° L'urée diminue légèrement dans le liquide sanguin, à la suite de l'absorption longtemps continuée du bicarbonate de soude.

5° Les matériaux solides du sang ne subissent pas de modifications.

Ajoutons que, malgré des doses considérables et longtemps continuées, nous n'avons pas noté les accidents de cachexie alcaline dont on a parlé ; nos animaux étaient au contraire vigoureux et bien portants.

§ 5. — *Sulfate de quinine.*

De nombreux auteurs ont étudié l'action de la quinine sur la nutrition. Beaucoup s'accordent à admettre que ce précieux médicament ralentit les phénomènes chimiques de la nutrition ; mais ici encore tous les physiologistes ne sont pas du même avis et d'autres pensent que le sulfate de quinine n'a aucune action sur les échanges organiques.

Bœck et Bauer (1) ont constaté que de faibles doses de quinine faisaient diminuer la quantité d'acide carbonique exhalé chez des chiens et des chats.

Gubler (2) admet qu'à doses moyennes la quinine produit une diminution des combustions, mais qu'à doses considérables les combustions respiratoires n'éprouvent point de changement.

Rabuteau (3) pense qu'à haute dose le sulfate de quinine diminue l'urée en même temps qu'il abaisse la température et ralentit la circulation.

Strassburg (4) de Brème a observé que la quinine injectée à des lapins ne modifiait pas la quantité d'acide carbonique éliminée par les poumons mais que, si on rendait ces lapins fébricitants, l'exhalation de l'acide carbonique diminuait.

Binz (5) n'a noté aucun changement dans la quantité d'acide carbonique exhalé sous l'influence de la quinine.

Quant à la température, le sulfate de quinine aurait sur elle une action très variable chez les animaux sains, tantôt l'augmentant, tantôt la diminuant.

1. Bœck et Bauer. *Ueber den Einfluss einiger Mittel auf den Gsaushauck bei Thieren* (Zeitschrift f. Biol, 1874).

2. Gubler. *Cours de thérapeutique*, 1880.

3. Rabuteau. *Èl. de thérap.* 1877.

4. Strassburg. *Arch. für exper. pharmak. ii* 334. *Analyse in journal de thérapeutique.* 1875.

5. Binz. *Das chinin nach den neueren.* Berlin, 1875.

Binz dit qu'à l'état normal la quinine n'a pas d'influence permanente sur la température du corps.

Lewitzki (1) au contraire a toujours noté un abaissement de la température à la suite d'injections intra-veineuses de sulfate de quinine.

Testory (2) aurait observé qu'à doses modérées la quinine faisait baisser la température de 3 à 4 dizièmes de degré et, à doses très élevées, élevait au contraire la température.

Les savants ne sont donc pas d'accord sur le mode d'action de la quinine. Voyons ce que devient l'exhalation de l'acide carbonique sous l'influence d'injections sous-cutanées de sulfate de quinine.

PREMIÈRE EXPÉRIENCE

Chienne moyenne taille. Injections sous-cutanées de sulfate de quinine. Dosage de l'acide carbonique exhalé et des matériaux fixes du sang.

Le 26 juillet 1882, chez une chienne du poids de 10 k. 800, nous mesurons le poids d'acide carbonique exhalé dans 50 litres d'air expiré et nous trouvons dans une expérience qui dure 6 minutes 55 secondes, 2 gr. 24 d'acide carbonique ; il y a 15 respirations par minute. T. R. 39°.

Le 30 juillet. — Nous renouvelons l'expérience et nous obtenons 2 gr. 40 d'acide carbonique dans 50 litres d'air expirés en 8 minutes. T. R. 39° ; nombre de respirations par minute 14. 5 cent. cubes de sang artériel sont mis à évaporer et nous y trouvons 1 gr. 068 de résidu solide ou pour un litre 213 gr. 6.

1. Lewitzki. Centralblatt. 1869.
2. Testory. Action physiologique du sulfate de quinine. Thèse de Paris, 1881.

Le 1ᵉʳ août. — A 9 heures du matin, nous injectons 16 cent. cubes d'une solution de sulfate de quinine au 1/8, soit 2 grammes. Deux heures après la chienne a de la diarrhée, des vomissements, sa respiration est lente, elle est prise de convulsions toniques et cloniques affectant la forme de celles de l'attaque d'épilepsie ; ces convulsions se produisent par accès et se répètent pendant plus d'une heure ; la température rectale pendant l'attaque est à 37°,6.

Le 2 août. — L'animal va bien, il a cependant peu mangé la veille ; nous dosons son acide carbonique et nous trouvons dans 50 litres d'air expirés en 14 minutes 1 gr. 86 de ce gaz ; il y a 23 respirations par minute ; la température est à 40°. Nous obtenons par l'évaporation et la pesée 232 gr. 2 de résidu pour un litre de sang.

Injection de 1 gr. 25 de sulfate de quinine.

Le 3 août. — T. R. 39°,7, nouvelle injection de 1 gr. 25. Diarrhée.

Le 4 août. — Le poids de la chienne est 9 k. 200 ; la température rectale est égale à 39°,4 ; 50 litres d'air circulent à travers les poumons en 14 minutes 20 secondes et le dosage de l'acide carbonique donne 1 gr. 90. On injecte 1 gr. 25 de sulfate de quinine.

Le 5. — T. R. 39°. Injection de 1 gr. 25.

Le 6. — L'animal s'affaiblit considérablement, il maigrit, mange très peu, a la diarrhée ; on diminue la dose de sulfate de quinine, on ne lui en injecte que 0 gr. 60. 50 litres d'air circulant en 19 minutes 40 secondes reçoivent 2 gr. 34 d'acide carbonique. On trouve pour les matériaux solides du sang 234 gr. par litre. T. R. 39°.

Le 7. — Injection de 0 gr. 60. T. R. 39°.

Le 8. — La chienne ne pèse plus que 7 k. 500. En 14 minutes, 50 litres d'air circulent à travers les poumons et leur enlèvent 2 gr. 02 d'acide carbonique ; on note 13 respirations par minute. T. R. 39°,2. Injection de 0 gr. 60. Il y a 210 gr. de résidu pour un litre de sang.

Le 9. — On cesse l'injection du sulfate de quinine. L'animal est profondément cachectisé ; on le laisse tranquille pendant quatre jours, il recommence à bien manger et va beaucoup mieux.

Le 12. — T. R. 39°,4 ; 50 litres expirés en 13 minutes 40 secondes contiennent 2 gr. 20 d'acide carbonique, il y a 13 respirations par minute.

Dates	Remarques	Doses de sulfate de quinine.	Poids de CO^2 exhalé dans 50 litres d'air	Durée de l'expérience	Nombre de respirations par minute	Température rectale	Poids par litre des matériaux fixes du sang	Poids de l'animal
26 juil. 1882	»	»	2gr24	13'20"	15	39°	»	10k300
30	»	»	2gr40	16'	14	39°	213gr6	»
1er août	A la suite de l'injection, diarrhée, vomissements. Attaque épileptiforme.	2gr	»	»	»	37°,6 pendant l'attaque	»	»
2	L'animal va assez bien et a un peu mangé.	1gr25	1gr86	14'	23	40°	232gr2	»
3	»	»	»	»	»	39°,7	»	»
4	Mange très peu.	1gr25	1gr90	14'20"	13	39°,4	»	9k200
5	»	1gr25	»	»	»	39°	»	»
6	L'animal mange toujours peu, maigrit, diarrhée.	0gr60	2gr34	19'40"	13	39°	234gr	»
7	»	0gr60	»	»	»	39°	»	»
8	»	0gr60	2gr02	14'	13	39°,2	210gr	7k500
du 9 au 12	La chienne qui était dans un état de cachexie profonde, recommence à manger et va mieux.	»	»	»	»	»	»	»
12	»	»	2gr20	14'40"	13	39°,4	»	»

Les chiffres qui précèdent montrent que la quantité d'acide carbonique produite a diminué : 2 gr. 30 étant le chiffre normal, nous le voyons descendre à 1 gr. 86, 1 gr. 90, 2 gr. 02; si le 6 août il y a 2 gr. 34 d'acide carbonique, il faut bien observer que ce jour-là les 50 litres d'air ont mis à circuler à travers les poumons beaucoup plus de temps que d'habitude. Le dosage de l'acide carbonique quatre jours après la cessation des injections fait voir que les combustions respiratoires sont revenues à leur état normal.

La température s'est élevée d'un degré au début lorsque la dose était très forte pour retomber à l'état normal avec des doses faibles. L'amaigrissement a été considérable. Quant aux matériaux fixes du sang, ils auraient augmenté, au moins dans la première partie de l'expérience, mais on ne peut guère attribuer cette action au sulfate de quinine seul, car la diarrhée dont l'animal a été atteint pendant presque tout le temps n'a certes pas été sans influence sur cette augmentation.

DEUXIÈME EXPÉRIENCE.

Chienne de 28 k. 200. Injections sous-cutanées de sulfate de quinine.
Dosage de l'acide carbonique exhalé.

Le 29 mars 1883, nous prenons une chienne bien portante de 28 k. 200 et nous faisons circuler 50 litres d'air à travers ses poumons ; l'expérience dure 10 minutes 20 secondes et 2 gr. 84 d'acide carbonique sont exhalés ; on compte 15 respirations par minute. T. R. 39°,6.

Le lendemain nous trouvons 2 gr. 92 d'acide carbonique dans 50 litres d'air expirés en 9 minutes 30 secondes. Nombre de respirations par minute : 15. T. R. 39°,7.

Le 4 avril à 10 heures du matin, la température rectale étant à 40°, nous trouvons encore 2 gr. 92 d'acide carbonique dans 50 litres d'air expirés en 10 minutes ; il y a 16 respirations par minute.

A 10 heures 15, nous injectons dans la fesse droite 1 gr. 25 de sulfate de quinine en solution.

A 11 heures 15, une heure après, la température rectale est égale à 39°,6 et 2 gr. 70 d'acide carbonique sont contenus dans 50 litres d'air qui mettent 11 minutes à circuler à travers les poumons ; on note 14 respirations par minute.

Le 5 avril. — Injection de 1 gramme 25.

Le 6. — Id.

Le 7. — Id.

Pendant ces quatre jours l'animal n'a pas eu de diarrhée ; il est au contraire constipé.

Le 8 avril. — On cesse l'injection. La température rectale est à 40°,2, 50 litres d'air traversent les poumons en 11′ 40″ et donnent 2 gr. 12 d'acide carbonique ; on compte 12 respirations par minute. La chienne est très affaiblie.

Dates	Remarques	Quantités de sulf. de quinine injectées	Poids de l'animal	Poids de CO² exhalé dans 50 litres d'air	Durée de l'expé-rience	Nombre de respirations par minute	Tempé-rature rectale
29 mars 1883	»	»	28ᵏ200	2ᵍʳ84	10′20″	15	39°,6
30	»	»	»	2ᵍʳ92	9′30″	15	39°,7
4 avril	On fait respirer une heure avant l'injection. Nouvelle mesure une heure après l'injection.	1ᵍʳ25 »	» »	2ᵍʳ92 2ᵍʳ70	10′ 10′30″	16 14	40° 39°,6
5	»	1ᵍʳ25	»	»	»	»	»
6	»	1ᵍʳ25	»	»	»	»	»
7	Pas de diarrhée de-puis le début de l'ex-périence ; au contraire constipation.	1ᵍʳ24	»	»	»	»	»
8	»	»	»	2ᵍʳ12	11′20″	12	40°,2

Ici la diminution de l'acide carbonique, qui se fait déjà un peu sentir une heure après l'injection de 1 gramme 25 de sulfate de quinine, est absolument nette à la suite d'une injection journalière de 1 gramme 25 pendant quatre jours puisque, de 2 grammes 90, chiffre normal, la quantité d'acide carbonique exhalé dans 50 litres d'air descend à 2 grammes 12.

La température a peu varié.

Le sulfate de quinine à hautes doses a donc une action sur les échanges gazeux respiratoires ; on observe chez le chien, sous son influence, une diminution assez nette de l'acide carbonique exhalé. Cette diminution, déjà sensible une heure après l'injection, s'accentue lorsque l'animal est soumis pendant plusieurs jours à l'action du médicament.

CHAPITRE II

§ 1er. — *Variations de l'exhalation pulmonaire de l'acide carbonique et des matériaux solides du sang dans la pleurésie expérimentale* (1).

Dans ces expériences nous nous sommes proposé de déterminer les modifications survenues d'une part dans la quantité d'acide carbonique exhalé par les poumons, d'autre part dans le poids des matériaux solides du sang dans le cas de pleurésie artificielle.

MM. *Gréhant et Quinquaud* (2), dans une série d'expérience effectuées au même point de vue, ont constaté un abaissement de l'acide carbonique, mais les pleurésies qu'ils ont produites étaient avec épanchement ; nous avons pu obtenir une pleurésie sèche et les résultats, ainsi qu'on va le voir, ont été à peu près les mêmes.

---

1. Communication faite à la *Société de biologie* le **22** juillet 1882.
2. Gréhant et Quinquaud. *Recherches de physiologie pathologique sur la respiration* (*Journal de l'anatomie et de la physiologie*, 1882).

EXPÉRIENCE

Le 15 juillet 1882, chez un chien du poids de 8 kilog. 200, nous faisons circuler à travers les poumons 25 litres d'air en 6 minutes 50 secondes. Le nombre des respirations par minute est de 21, la température rectale est à 38°,5. Nous trouvons comme poids de l'acide carbonique exhalé 1 gr. 27 ou pour 50 litres 2 gr. 54.

Immédiatement après, nous prenons dans l'artère fémorale droite 5 cc. de sang que nous mettons à vaporer après l'avoir défibriné; la pesée nous donne 1 gr. 222 ou 244 gr. 4 de matériaux solides pour 1000 cc de sang.

La normale étant ainsi établie, nous injectons dans la plèvre droite de l'animal 25 cc. d'huile ordinaire à l'aide d'une petite canule et d'une seringue; le chien ne présente rien de particulier à la suite de cette injection.

Le lendemain 16 juillet on entend à l'auscultation de la poitrine quelques frottements au niveau du poumon droit.

Le 17 juillet, 40 litres d'air respirés en 7 minutes 25 secondes, contiennent 0 gr. 96 d'acide carbonique ou pour 50 litres 1 gr. 20 ; on compte 30 respirations par minute; la température rectale est à 39°,6. 5 cc. de sang défibriné donnent 1 gr. 0,47 ou pour 1000 cc. 209 gr. 40 de matériaux solides.

Le 19 juillet. — L'animal pèse 7 kil. 750 ; sa température est à 39° ; il respire 40 litres d'air en 17 minutes 30 secondes ; on note 14 respirations par minute ; le dosage de l'acide carbonique donne 1 gr. 88 ou 2 gr. 35 pour 50 litres. 5 cc. de sang laissent 0 gr. 931 de résidu sec ou pour 1000 cc. 186 gr. 20. A l'auscultation on entend à droite un souffle pseudo-cavitaire et des frottements ressemblant à des râles. A la percussion on constate une légère diminution de la sono-rité à droite. L'animal est oppressé depuis trois jours.

Le 21 juillet. — 40 litres d'air, circulant à travers les poumons en 10 minutes 30 secondes, donnent 1 gr. 39 d'acide carbonique ou pour 50 litres 1 gr. 73 ; il y a 22 respirations par minute, la température es¹ à 39°,4. On trouve pour le poids de 5 cc. de sang toujours pris dans la même artère, 0 gr. 896 ou 179 gr. 20 de matériaux solides pour 1000 cc.

Le 24 juillet au soir, le chien qui, pendant toute la durée de l'expérience, avait toujours bien mangé, succombe à la suite d'une hémorrhagie due à l'ouverture de son artère crurale devenue friable.

L'autopsie nuos montre que la plèvre droite, dans ses deux tiers antérieurs, est recouverte de fausses membranes épaisses sans épanchement. La plèvre gauche, le péricarde, les poumons et les autres organes ne présentent pas d'altération.

Pour résumer ces expériences, nous avons rédigé le tableau ci-dessous :

Dates des recherches	Remarques	Poids de l'animal	Poids de CO_2 exhalé daus 50 litres d'air	Durée de l'expérience	Nombre de respirations par minute	Température rectale	Poids par lit. des matériaux solides du sang.
15 juillet 1882	État normal. On injecte ensuite dans la plèvre droite 25 c. c. d'huile.	8ᵏ200	2ᵍʳ54	13'40"	21	38°,5	244ᵍʳ40
16	On entend quelques frottements au niveau du poumon droit	»	»	»	»	»	»
17	»	»	1ᵍʳ20	9'40"	30	39°,6	209ᵍʳ40
19	On entend à droite un souffle pseudo-cavitaire et des frottem.	7ᵏ750	2ᵍʳ35	21'50"	14	37°,	186ᵍᶜ20
21	»	»	1ᵍʳ73	13'7"	22	39°,4	179ᵍʳ20
24	L'autopsie montre des fausses membranes sur la plèvre droite sans épanchement.	»	»	»	»	»	»

Il est facile de voir qu'avec l'aggravation de l'état morbide coïncide un abaissement dans la quantité d'acide carbonique exhalé et dans le poids des matériaux solides du liquide sanguin. Nous pouvons donc conclure que, dans la pleurésie sèche, comme dans la pleurésie avec épanchement, l'élimination de l'acide carbonique par les poumons subit une diminution, bien que la température s'élève.

§ 2. — *Des effets de la section des pneumogastriques sur l'exhalation pulmonaire de l'acide carbonique.*

Les modifications apportées à la quantité d'acide carbonique exhalé par les poumons à la suite de la section des pneumogastriques ont été peu étudiées. M. Gréhant (1), dans une communication faite le 25 mars 1882 à la Société de biologie, a relaté les résultats d'une expérience qu'il avait faite à ce point de vue sur un chien auquel il sectionna d'abord un seul pneumogastrique, puis six mois plus tard le second. A la suite de la première section il n'observa pas de changements appréciables et, après la seconde, il constata une très légère diminution dans l'acide carbonique éliminé par rapport au temps et non par rapport au volume d'air respiré. Nous avons entrepris une série de recherches sur le même sujet et, après avoir sectionné chez un chien un seul pneumogastrique, nous avons chez d'autres fait varier les conditions de l'expérience en réséquant à la fois, et non à six mois d'intervalle, une portion des deux pneumogastriques. Nous avons opéré sur cinq chiens adultes ; voici les résultats que nous avons obtenus en même temps que la relation de nos expériences.

1. Gréhant. C. R. *Soc. biologie*, 25 mars 1882.

PREMIÈRE SÉRIE D'EXPÉRIENCES.

Section d'un seul pneumogastrique sur un chien.

Le 1er mars 1883, un chien noir de moyenne taille, qui pèse 8 k. 700 exhale dans 50 litres d'air 2 gr. 62 d'acide carbonique en 15' 30" ; il y a 13 respirations par minute, la température rectale est à 38°,2.

Le 2 mars. — T. R. 38°,4 ; 50 litres d'air circulent à travers les poumons en 15' 40", et donnent 2 gr. 98 d'acide carbonique ; on note 14 respirations par minute.

Le 4 mars, après avoir pris une troisième normale qui donne 2 gr. 60 d'acide carbonique dans 50 litres d'air en 12' 30", le nombre des respirations étant de 14 par minute et la température rectale de 38°,4, on résèque à la partie inférieure du cou 15 millimètres environ du pneumogastrique gauche, en ayant soin, après l'opération, de bien réunir les bords de la plaie à l'aide de points de suture.

Le lendemain 5 mars, l'animal a bien mangé, sa plaie du cou est réunie par première intention, sa température rectale est à 37°,9 ; les 50 litres d'air qu'il respire en 15 minutes contiennent 2 gr. 94 d'acide carbonique ; il y a 11 respirations par minute. Pendant toute la durée de l'expérience, les mouvements respiratoires sont très réguliers.

Le 7 mars. — Le chien, qui mange très bien depuis l'opération, fait circuler 50 litres d'air à travers ses poumons en 12 minutes 20 secondes, il exhale 3 gr. 14 d'acide carbonique ; on note 11 respirations par minute. T. r. 38°,1.

Le 14 mars. — L'animal va très bien, il a toujours beaucoup mangé, il pèse 8 k. 850 ; 50 litres d'air, expiré en 14'40", donnent 2 gr. 96 d'acide carbonique, il y a 13 respirations par minute, la température rectale est à 38°,1.

Chien moyenne taille. Section du pneumogastrique gauche. Dosage
de CO_2 exhalé pendant dix jours après la section.

Dates	Remarques	Poids de l'animal	Poids de CO_2 exhalé dans 50 litres d'air	Durée de l'expérience	Nombre de respirations par minute	Température rectale
1er mars 1883	»	8ᵏ700	2ᵍʳ62	15′30″	13	38°,2
2	»	»	2ᵍʳ98	15′40″	14	38°,4
4	Après que l'animal a respiré, on résèque 15 millimètres du nerf pneumogastrique gauche.	»	2ᵍʳ60	12′30″	14	38°,6
5	Le chien a bien mangé, la plaie du cou est réunie, la respiration régulière.	»	2ᵍʳ94	15′	11	37°,9
7	»	»	3ᵍʳ14	12′20″	11	38°,1
14	L'animal va très bien et mange beaucoup.	8ᵏ850	2ᵍʳ96	14′40″	13	38°,1

Les chiffres qui précèdent nous montrent que ni l'acide
carbonique, ni la température n'ont subi de modifications
notables à la suite de la section d'un seul pneumogastrique. Il en est de même de la nutrition, en général, qui n'a
nullement souffert. Voyons maintenant s'il en est ainsi
lorsqu'on coupe à la fois les deux nerfs vagues.

DEUXIÈME SÉRIE D'EXPÉRIENCES

Section des deux pneumogastriques sur des chiens.

PREMIÈRE EXPÉRIENCE

Le 25 septembre 1882, chez un chien noir, du poids de 9 kg. 980,
nous faisons circuler 25 litres d'air à travers les poumons ; l'opération
dure 5′50″ et nous comptons 17 respirations par minute ; la température rectale est à 39°. L'air expiré, recueilli dans le ballon en caout-

chouc, barbote à travers les flacons de potasse qui, par la pesée, nous donnent 1 gr. 11 d'acide carbonique. Le lendemain, les 25 litres d'air respirés en 6 minutes nous donnent 1 gr. 07 d'acide carbonique ; le nombre des respirations par minute est de 18. T. r. 38°,2.

Le 27 septembre. — T. R. 39°,4. A 4 h. 30 du soir nous sectionnons les deux nerfs pneumo-gastriques à la partie moyenne du cou. A 5 h. 15, 3/4 d'heure après la section, nous faisons respirer l'animal, sa respiration est très irrégulière, l'inspiration est tantôt courte et tantôt longue, l'expiration est généralement très longue, prolongée, suivie parfois d'un long silence respiratoire ; elle est saccadée, plus forte que l'inspiration. A plusieurs reprises nous sommes obligé d'interrompre l'opération, car l'animal ne respire plus ; en résumé, 25 litres d'air mettent 17'25" à circuler, et le nombre des respirations par minute varie de 6 à 10. Le poids d'acide carbonique exhalé est de 1 gr. 65.

T. R. 1 heure après la section : 36°,5.

Le 28 septembre à 10 h. 30. — La température rectale est à 39° ; le chien, dont la respiration est très irrégulière, fait circuler dans ses poumons l'air destiné à l'analyse, mais il meurt pendant l'expérience, après avoir respiré 16 litres d'air en 9 minutes. Ces 16 litres contiennent 0 gr. 93 d'acide carbonique.

A l'examen nécroscopique nous trouvons que le poumon droit présente par places quelques points rouges congestionnés, le poumon gauche est plus malade, tout le lobe inférieur est fortement congestionné, presque infiltré.

Chien noir moyenne taille. — Section des deux pneumogastriques. — Mort 18 heures après la section. — Dosage de l'acide carbonique exhalé.

Dates	Remarques	Poids de l'animal	Poids de CO² exhalé dans 50 litres d'air	Durée de l'expérience	Nombre de respirations par minute	Température rectale
25 sept.	Normale.	9ᵏ980	2ᵍʳ22	11′40″	17	39°
26	id.	»	2ᵍʳ14	12′	18	39°,2
27	A 4 h. 30, section des deux pneumogastriques. A 5 h. 15, on fait respirer l'animal. Respiration très irrégulière.	»	3ᵍʳ30	35′	9.6.8	36°,5 1 h. 1/4 après la section
28	On prend la respiration à 10 h. 30, la respiration est toujours irrégulière et l'animal meurt pendant l'expérience. A l'autopsie, on trouve les poumons, surtout le gauche, fortement congestionnés.	»	2ᵍʳ90	28′	»	39°

D'après ce tableau, si nous tenons compte du temps pendant lequel les 50 litres d'air ont circulé à travers les poumons, nous constatons qu'à la suite de la section ce temps a presque triplé sans que pour cela le poids de l'acide carbonique ait progressé d'une façon aussi notable. Si, dans le dernier dosage, les 50 litres avaient circulé en 12 minutes comme à l'état normal, nous n'aurions eu que 1 gr. 24 d'acide carbonique au lieu de 2 gr. 20, chiffre normal. Cette expérience nous montre donc qu'il y a eu, dans le temps, sinon dans le volume, une diminution dans la quantité d'acide carbonique exhalé.

DEUXIÈME EXPÉRIENCE

Le 29 septembre 1882, nous prenons une chienne du poids 10 k. de

Butte

150 gr. et nous lui faisons inspirer et expirer 25 litres d'air en 9 m. 50 s., nous notons 13 respirations par minute ; la température rectale est de 39°. Ces 25 litres d'air contiennent 1 gr. 47 d'acide carbonique.

Le 30 septembre, les 25 litres circulent en 6 m. 50 s. et donnent 1 gr. 19 d'acide carbonique ; — nombre de respirations par minute 17, — T. r. 39°,2.

Le 2 octobre.—La température rectale étant à 39°,8, nous faisons à 10 h. 30 du matin la section des deux pneumogastriques à la partie moyenne du cou. Un quart d'heure après, à 10 h. 45, nous commençons à faire circuler 25 litres d'air à travers les poumons de la chienne ; l'opération est terminée au bout de 7 minutes 10 sec., et nous obtenons 1 gr. 48 d'acide carbonique ; il y a eu 9 respirations par minute ; — T. r. à 11 h. 38°,8.

Le 3 octobre, à 10 heures du matin, T. r. 38°,8 ; l'animal fait circuler 25 litres d'air en 7 minutes, d'une façon régulière ; on trouve seulement 0 gr. 32 d'acide carbonique ; — nombre de respirations par minute, 13.

Le 5 octobre. — L'animal a très peu mangé depuis l'opération, il est très faible, très amaigri. T. r. 39°,2. 25 litres d'air reçoivent en 6 minutes 0 gr. 85 d'acide carbonique ; — le nombre de respirations par minute est de 15.

Le 6 octobre, la chienne a un peu mangé ; 25 litres d'air traversent les poumons en 6 m. 30 s., il y a 14 respirations par minute, et on recueille 0 gr. 83 d'acide carbonique. T. r. 39°,2. — Poids de la chienne, 9 k. 680 gr.

Le 11 octobre. — L'amaigrissement est extrême ; l'alimentation est presque nulle.

Le 12 octobre.— T. r. 40° ; 25 litres d'air enlèvent aux poumons en 12 minutes 0 gr. 67 d'acide carbonique, nombre de respirations par minute : 9. La respiration qui, jusqu'ici a été assez régulière, présente cette fois des irrégularités, l'expiration est parfois très longue, suivie d'un assez long silence respiratoire.

L'animal meurt dans la nuit du 12 au 13 octobre. — On fait l'autopsie le 13 au matin. Le poumon droit présente un peu d'emphysè-

me vers son bord antérieur ; dans son lobe inférieur, la partie inférieure est le siège d'une induration avec des infiltrations sanguines par
p aces d'une couleur noirâtre, le tissu de ce lobe est dur, hépatisé et
tombe au fond de l'eau. Tout à fait à la partie antérieure et supérieure du lobe supérieur on observe un état analogue. — Le poumon
gauche offre à peu près les mêmes altérations, son bord antérieur est
emphysémateux, la partie postérieure du lobe supérieur est splenisée et
le lobe inférieur, dans toute son étendue, est complètement hépatisé.

Nous avons donc eu affaire à une pneumonie bilatérale développée
à la suite de la section des nerfs vagues.

*Chienne jaune. — Section des deux pneumogastriques. — Mort 10 jours
après la section. — Dosage de l'acide carbonique exhalé.*

Dates	Remarques	Poids de l'animal	Poids de CO² exhalé dans 50 litres d'air	Durée de l'expérience	Nombre de respirations par minute	Tempéra-ture rectale
29 sept.	Normale.	10ᵏ150	2ᵍ94	19'40",	13	39°,
30	»	»	2ᵍ38	13'40"	17	39°,2
2 octo-bre	A 10 h. 30 section des deux pneumo-gastriques. A 10 h. 45 on prend la respiration. Respiration assez régu-lière.	»	2ᵍ06	14'20"	9	39°,8 avant la section 38°,8 1/2 h. après
3	»	»	0ᵍ64	14'	13	38°,8
5	La chienne a peu man-gé depuis la section, ce-pendant elle s'alimente un peu et ne vomit pas.	»	1ᵍ70	12'	15	39°,2
6	L'animal a mangé.	9ᵏ680	1ᵍ66	13'	14	39°,2
11	Amaigrissement extrême, l'animal ne se nourrit presque pas.	»	»	»	»	»
12	»	»	1ᵍ34	24'	9	40°,
13	Mort dans la nuit du 12 au 13. A l'autopsie les deux poumons sont hépatisés dans une grande partie de leur étendue. Leurs bords antérieurs sont emphysé-mateux.	»	»	»	»	»

La diminution de l'acide carbonique a suivi ici une marche descendante très nette. Une heure après la section nous

ne constatons pas de modifications ; ce n'est que le lendemain qu'elle s'accentue fortement (0 gr. 64 au lieu de
2 gr. 38) ; le surlendemain la quantité d'acide carbonique
se relève un peu et va en décroissant jusqu'à la mort de
l'animal. Si nous comparons le chiffre du dernier jour,
1 gr. 34 circulant en 24 minutes, au chiffre de la première respiration normale, 2 gr. 94 en 19' 40", nous
voyons que l'élimination de l'acide carbonique a diminué
de plus de moitié.

TROISIÈME EXPÉRIENCE

Le 22 octobre 1882, à 11 heures, chez un chien blanc à longs poils, du
poids de 11 k. 200, nous faisons circuler 25 litres d'air en 6 minutes
45 secondes, ces 25 litres expirés contiennent 1 gr. 16 d'acide carbonique ; il y a eu 14 respirations par minute ; T. rect. 39°,5. Le
même jour à 4 heures du soir nous faisons la section des deux pneumogastriques dans la région moyenne du cou.

Le lendemain à 10 heures du matin l'animal inspire et expire, en
9' 50", 25 litres d'air qui enlèvent aux poumons 1 gr. 09 d'acide
carbonique ; — nombre de respirations par minute 7, 9 ; T. r. 39°,6.
La respiration est très irrégulière.

L'animal meurt dans la nuit du 23 au 24 et l'autopsie nous montre des lésions à peu près identiques dans les deux poumons ; il y a
de la congestion aux deux bases et quelques points d'emphysème disséminés sur le bord antérieur des deux côtés. Au bout de trente-six
heures à peu près, il y avait donc déjà de la congestion pulmonaire.

*Chien blanc à longs poils. — Section des deux pneumogastriques. —
Mort 36 heures après la section. — Dosage de l'acide carbonique
exhalé.*

Dates	Remarques	Poids de l'animal	Poids de CO_2 exhalé dans 50 litres d'air	Durée de l'expérience	Nombre de respirations par minute	Température rectale
22 oct.	A 11 h. on prend la normale. A 4 h. on fait la section.	11k200	2gr32	13'30'''	14	39°,5
23	A 10 h. du matin respiration régulière.	»	2gr18	19'40''	7,9	39°,6
24	Mort dans la nuit du 23 au 24. A l'autopsie on trouve de la congestion pulmonaire aux deux bases et quelques points d emphysème disséminés.	»	»	»	»	»

Ce tableau nous montre que dès le lendemain de la
section il y a une légère diminution dans l'exhalation de
l'acide carbonique. Le temps pendant lequel les 50
litres d'air ont circulé à travers les poumons, a été plus
long d'un tiers que le jour où l'on a pris la normale ; et
cependant, l'abaissement du poids de l'acide carbonique
est déjà visible.

QUATRIÈME EXPÉRIENCE

Le 14 novembre 1882, à 10 heures 30 du matin, nous faisons respirer
à un chien, pesant 9 kilogr. 400, 25 litres d'air en 7'50'' ; ces 25
litres enlèvent aux poumons 1 gr. 26 d'acide carbonique ; il y a onze
respirations par minute ; T. rect. 38°,4. A 11 heures nous faisons la
section des deux pneumogastriques à la partie moyenne du cou ; à
11 heures 30, une demi-heure après, la température rectale est à 37°,2.

Le 15 novembre à la même heure, c'est-à-dire vingt-quatre heures
après la section, 25 litres d'air expiré contiennent 1 gr. 11 d'acide
carbonique ; ils ont mis 10 minutes à circuler ; la respiration n'est pas

trop irrégulière, mais par moments elle présente cependant des arrêts après l'expiration qui est généralement plus longue qu'à l'état normal.

L'animal meurt dans la nuit qui suit ce dernier dosage. L'examen post mortem, fait le 16 novembre au matin, nous permet de constater du côté du poumon droit que le lobe supérieur présente par places des espaces rouges, congestionnés, le lobe moyen est hépatisé dans presque toute son etendue, son tissu plonge au fond de l'eau ; — le lobe inférieur est congestionné par places. Quelques points d'emphysème disséminés.

Le poumon gauche offre à peu près les mêmes lésions, son lobe moyen est rouge, congestionné, presqu'infiltré, mais non hépatisé.

Chien gris à longs poils. Section des deux pneumogastriques. Mort 40 heures après la section. Dosage de l'acide carbonique exhalé.

Dates	Remarques	Poids de l'animal	Poids de CO² exhale dans 50 litres d'air	Durée de l'expérience	Nombre de respirations par minute	Température rectale
14 nov.	A 10 h. 30 on prend la normale. A 11 h., section des nerfs vagues.	9ᵏ400	2ᵍʳ52	15′40″	11	38°,4 37°,2 une demie heure après la section
15	»	»	2ᵍʳ22	20′	8	38°,8
16	Mort dans la nuit du 15 au 16. A l'autopsie, le lobe moyen droit est hépatisé, le gauche est congestionné. Les autres lobes sont congestionnés par places.	»	»	»	»	»

Nous trouvons encore ici, le lendemain de la section, une diminution dans l'exhalation de l'acide carbonique ; en effet, si nous considérons le temps pendant lequel les 50 litres d'air ont circulé et, si nous ramenons les 20′ du deuxième dosage aux 15′40″ du premier, nous voyons que cette diminution est assez nette puisque nous trouvons qu'en 15′40″ l'animal n'aurait expiré que 1 gr. 77 d'acide carbonique tandis qu'il en expirait 2 gr. 52 à l'état physiologique.

Dans ces quatre expériences, nous n'avons observé que

peu de modifications immédiatement après la section, mais nous avons toujours obtenu dès le lendemain, si nous tenons compte non seulement du volume d'air respiré, mais aussi du temps pendant lequel les échanges se sont faits à travers les poumons, une diminution nette de l'acide carbonique, et l'on ne peut attribuer cette diminution au défaut d'alimentation de l'animal, parce que des expériences déjà faites nous ont montré qu'une inanition de 24 heures et même de 48 heures n'avait presque pas d'influence sur la quantité d'acide carbonique exhalé. Chez trois de nos animaux la mort est survenue de 18 à 40 heures après la section et nous n'avons pu faire qu'un ou deux dosages ; mais il en est un, le second, que nous avons pu conserver pendant dix jours et chez lequel nous avons noté une diminution presque progressive de l'acide carbonique ; l'animal mangeait peu, il est vrai, mais cependant il s'alimentait encore.

Disons, avant de terminer, que nous avons toujours observé, dans le cours de nos recherches, eu même temps que des irrégularités respiratoires, une diminution constante dans le nombre des mouvements de la respiration, à la suite de la section des nerfs vagues. N'oublions pas non plus les lésions pulmonaires que nous avons observées dans tous les cas et qui doivent, à notre avis, être considérées comme la cause principale des modifications survenues dans la quantité d'acide carbonique éliminée par les poumons ; les expériences récentes de MM. Gréhant et Quinquaud sur les lésions pulmonaires expérimentales, ont en effet montré qu'on voyait survenir à leur suite une diminution dans l'exhalation de l'acide carbonique.

En résumé, et si nous voulons tirer des conclusions des faits observés, nous dirons :

1° A la suite de la section d'un seul pneumogastrique, la quantité d'acide carbonique éliminé ne varie pas ;

2° Immédiatement après la section des deux pneumogastriques, il n'y a pas de modifications dans l'exhalation pulmonaire de l'acide carbonique ;

3° Vingt-quatre heures après, il y a une diminution légère, mais nette ;

4° Les jours qui suivent lorsque l'animal ne meurt pas, la diminution s'accentue et suit une marche à peu près progressive ;

5° Cette diminution paraît être en rapport avec l'étendue et la gravité des lésions pulmonaires (congestion, hépatisation) que nous avons toujours trouvées à l'autopsie.

§ 3. — *Injection d'eau dans les veines.*

En 1830, *Jaehnichen et Marcus* (1) de Moscou, songèrent à employer les injections d'eau dans les veines contre le choléra. Depuis cette époque bon nombre de médecins, et en particulier *Magendie* (2), *Colson* (3), *Dujardin-Beaumetz* (4), ont usé de ce remède héroïque dans cer-

1. Jaehnichen et Marcus. *Animadr. path. choléra. Mosg.* 1830.

2. Magendie. *Leçons sur le choléra*; 1832.

3. Colson. *Inject. dans les veines des cholériques* (*Bull. acad. méd.* T. XXI, 1865-66, p. 949.

4. Dujardin-Beaumetz. *Des injections d'eau et de solutions alcalines par les veines dans le traitement de la période algide et ultime du choléra* (*Bull. soc. méd. des hôp.* 1873, p. 321).

tains cas désespérés de choléra. Malgré plusieurs insuccès, l'injection intra-veineuse d'eau ou de solutions salines paraît avoir été quelquefois utile et Dujardin-Beaumetz a même cité quinze observations de choléra à la période *algide et ultime* dans lesquelles ce traitement aurait fait merveille et ressuscité en quelque sorte les malades.

L'action sur la nutrition d'une opération de ce genre n'a pas, que je sache, été étudiée jusqu'à ce jour. M. *Quinquaud* (1), dans de nombreuses expériences que nous lui avons vu faire relativement aux modifications apportées à l'hémoglobine et aux matériaux fixes du sang par l'injection d'eau dans les veines, a constaté que, peu de temps après l'opération, l'hémoglobine et les matériaux solides diminuaient à cause de la dilution, mais que cette action toute physique était bientôt suivie, au bout de quelques heures, d'une concentration, l'hémoglobine et les matériaux fixes du sang atteignant un chiffre souvent plus élevé qu'à l'état normal. Nous avons voulu voir si l'exhalation pulmonaire de l'acide carbonique subissait aussi des modifications.

EXPÉRIENCE

Chien noir moyenne taille. Injection d'eau dans les veines. Dosage de l'acide carbonique.

Le 19 septembre 1882, nous faisons respirer un chien du poids de 10 k. 070. 50 litres d'air circulent en 12 minutes 50 secondes

1. Quinquaud. *Traité technique de chimie biologique.* Paris, 1883, p. 113.

et contiennent 2 gr. 20 d'acide carbonique. Nombre de respirations par minute : 16. T. R. 39°,3.

Une demi-heure après à 3 h. 30 nous injectons dans la veine crurale gauche 275 cent. cubes d'eau distillée à 37°. Ces 275 cent. cubes représentent à peu près le tiers du volume du sang total de l'animal. L'opération dure un quart d'heure. A la suite de cette injection, le chien frissonne, sa température est à 38°,2 au bout de 10 minutes ; mais il ne paraît pas très malade et se met à courir aussitôt qu'il est détaché.

Le 20 septembre. — A 10 h. 30 du matin (18 heures après l'injection), 50 litres d'air expiré en 14 minutes donnent 2 gr. 36 d'acide carbonique. On note 16 respirations par minute. T. R. 39°,4.

Le 21 septembre. — La température rectale est à 39°,6. 50 litres d'air traversent les poumons en 14 minutes et contiennent 2 gr. 34 d'acide carbonique ; il y a 17 respirations par minute.

Le 22. — T. R. 39°,4. On trouve 2 gr. 38 d'acide carbonique dans les 50 litres d'air qui ont mis 11 minutes à circuler. Nombre de respirations par minute : 19.

Le 24. — 6me jour après l'injection, il y a 2 gr. 18 d'acide carbonique dans 50 litres d'air qui sont expirés en 11 minutes 10 secondes, le nombre des respirations par minute est de 17, la température rectale de 39°,6.

Le 25. — T. R. 39°,6. 50 litres d'air traversent les poumons en 12 minutes 10 secondes, ils contiennent 2 gr. 16 d'acide carbonique et on note 18 respirations par minute.

Dates	Remarques	Poids de CO_2 exhalé dans 50 litres d'air.	Durée de l'expérience.	Nombre de respirations par minute.	Température rectale.	Poids de l'animal.
19 septembre 1882	A 3 heures on prend la normale. De 3 h. 30 à 3 h. 45, injection dans la veine crurale gauche de 275 c. d'eau distillée à 37°.	2gr20	12'50"	16	39°3 10 minutes après l'injection 38°2	10k070
20	18 h. après l'injection.	2gr36	14'	16	39°,4	»
21	»	2gr34	14'	17	39°,6	»
22	»	2gr38	11'	19	39°,4	»
24	»	2gr18	11'10"	17	39°,6	»
26	Le chien n'a pas cessé de bien manger.	2gr16	12'10"	18	39°,6	»

La quantité d'acide carbonique exhalé ne paraît pas avoir subi de grandes modifications ; cependant, dans les trois jours qui ont suivi l'injection, nous pouvons noter qu'elle a légèrement augmenté pour revenir les sixième et huitième jours à son état normal : de 2 gr. 20 elle est en effet montée à 2 gr. 38, pour redescendre à 2 gr. 18 et 2 gr. 16. Cette augmentation coïncide avec l'élévation du chiffre de l'hémoglobine et des matériaux solides du sang, observée par M. Quinquaud. La température n'a baissé que pendant les instants qui ont suivi l'opération.

Concluons donc qu'à la suite de l'injection dans les veines d'une quantité d'eau équivalent au tiers du volume total du sang de l'animal, on voit survenir pendant trois jours une légère augmentation de la quantité d'acide carbonique éliminé par les poumons ; cette quantité revient à la normale au bout de cinq jours.

§ 4. — *Suralimentation à l'aide de la poudre de viande*

On sait qu'il y a deux ans environ, M. le docteur *Debove* (1), convaincu de l'utilité qu'il y aurait à alimenter convenablement les phtisiques, imagina d'introduire directement dans l'estomac, à l'aide d'une sonde, un excès de poudre de viande obtenue en pulvérisant des tranches de viande préalablement desséchées à 90°. M. Debove constata que, sous l'influence de cette suralimentation, l'urée dans

1. Debove. Du traitement de la phtisie pulmonaire par l'alimentation forcée. (Soc. méd. des hôpitaux, 1881). Recherches sur l'alimentation artificielle, la suralimentation et l'emploi des poudres alimentaires. (Soc. méd. des hôpitaux. Avril 1882).

l'urine éprouvait un accroissement notable et M. *Quin-quaud* (1), dans un article publié dans la *Revue scientifi-que*, vit chez ces mêmes malades une augmentation dans la quantité d'acide carbonique exhalé par les poumons. Il nous a paru intéressant de vérifier ces faits expérimentale-ment et pour cela nous avons fait ingérer à un chien de la poudre de viande afin de pouvoir constater les modifica-tions apportées à l'élimination de l'acide carbonique sous l'influence de doses plus ou moins élevées de cette poudre.

EXPÉRIENCE

Chien noir moyenne taille. Suralimentation. Dosage de l'acide carbonique

Le 20 août 1882 nous faisons respirer un chien bien portant, pesant 10 kgr. 400 ; 50 litres d'air circulent à travers les poumons en 15 minutes 20 secondes, on y trouve 1 gr. 88 d'acide carbonique et on note 11 respirations par minute. La température rectale est à 39°,2.

Le 21 août. — Nous commençons à faire ingérer 50 gr. de poudre de viande délayés dans de l'eau à l'aide d'une sonde œsophagienne introduite dans l'estomac. A partir de ce moment nous ne donnons plus autre chose à manger à l'animal qui a de l'eau à boire à discrétion.

Le 22 et le 23. — Ingestion de 50 grammes de poudre ; le 23, 50 litres d'air circulant à travers les poumons en 15 minutes 40 se-condes donnent, une fois expirés, 2 gr. 22 d'acide carbonique ; il y a 10 respirations par minute, la température rectale est à 38°,8.

Le 24 août. — Le chien pèse 10 k. 500 ; on lui fait ingérer 100 gr. de poudre de viande ; cette dose est continuée les 25, 26 et 27.

1. Quinquaud. L'alimentation artificielle *In Revue scientifique du 21 octobre* 1882.

Le 28. — On lui donne 200 gr. de poudre.

Le 29. — T. R. 38°,7, 50 litres d'air expirés en 18 minutes contiennent 2 gr. 40 d'acide carbonique ; on compte 9 respirations par minute. 400 gr. de poudre sont ingérés.

Les 30 et 31 août 1, 2, 3, 4 et 5 septembre, l'animal absorbe 300 gr. de poudre de viande par jour.

Le 5 septembre. — Le chien est très vigoureux, beaucoup plus qu'au début de l'expérience ; on fait circuler 50 litres d'air en 17 minutes, ils contiennent 3 gr. 20 d'acide carbonique. Nombre de respirations par minute : 12. Température rectale 39°,2.

A partir du 6 septembre jusqu'au 16. c'est-à-dire pendant 11 jours, on fait ingérer 200 gr. par jour.

Le 17. — L'animal qui est très vigoureux et très bien portant exhale dans 50 litres d'air expiré en 11 minutes, temps moins long que d'habitude, 2 gr. 38 d'acide carbonique ; sa température rectale est égale à 39°,3 ; il y a 13 respirations par minute. Le chien pèse 10 k. 520.

Dates	Remarques	Doses de poudre de viande ingérée	Poids de l'animal	Poids de CO_2 exhalé dans 50 litres d'air	Durée de l'expérience	Nombre de respirations par minute	Température rectale
20 août 1882	Normale.	»	10k400	1gr88	15'20"	11	39°,2
Du 21 au 23 août. L'acide carbonique est dosé le 23	Le chien ne prend plus d'autres aliments que la poudre de viande. Il a de l'eau à boire à discrétion.	50gr par jour	»	2gr22	15'40"	10	38°,8
Du 24 au 27	»	100gr par jour	»	»	»	»	»
28	»	200gr	»	»	»	»	»
29	»	400gr	10k500	2gr40	18'	9	38°,7
Du 30 août au 4 sept.	»	300gr par jour	»	»	»	»	»
5 sept.	L'animal est très vigoureux.	300gr	»	3gr20	17'	12	39°,2
Du 6 au 16	»	200gr par jour	»	»	»	»	»
17	»	»	10k520	2gr38	11'	13	39°,3

L'augmentation de l'acide carbonique exhalé a suivi une marche exactement en rapport avec la quantité plus grande de poudre absorbée. De 1 gr. 88 au début, la production d'acide carbonique s'est élevée à 3 gr. 20 après l'ingestion pendant huit jours de 300 grammes de poudre de viande par jour, ce qui équivaut à 1200 gr. de viande fraîche. La température n'a guère varié et le poids de l'animal est resté à peu près le même, mais nous devons constater que le chien était extrêmement vigoureux à la suite de la suralimentation.

Nous conclurons donc que la poudre de viande ingérée en excès augmente chez le chien la production de l'acide carbonique et que cet accroissement paraît être en rapport avec la dose plus ou moins élevée de cette substance.

§ 5. — *Influence des bains froids sur l'exhalation de l'acide carbonique.*

La méthode de Brand vient tout récemment d'avoir les honneurs de la discussion à l'Académie de médecine. A côté d'adversaires compétents, la méthode de traitement de la fièvre typhoïde par les bains froids a un si grand nombre de partisans convaincus en Allemagne et à Lyon qu'il nous a paru intéressant d'étudier ses effets sur l'exhalation pulmonaire de l'acide carbonique à l'état physiologique.

Depuis longtemps déjà on sait que les animaux à sang chaud éliminent une plus grande quantité d'acide carbonique sous l'influence du froid qu'à la température normale. *Letellier* (1), en 1845, opérant sur des cobayes et des souris, a pu constater que la proportion d'acide carbonique augmentait lorsque la température s'abaissait de 16° et 19° à 0° et 5°. *Gavarret* (2) obtenait les mêmes résultats en opérant sur les mêmes animaux et sur des oiseaux.

Liebermeister (3), expérimentant sur un homme de quarante-sept ans, constatait que, lorsqu'on le mettait dans des bains à différentes températures, la proportion d'acide carbonique éliminé augmentait de plus de moitié quand la température du bain était abaissée de 32° à 18°. Le tableau suivant que nous lui empruntons montre nettement cette augmentation.

Tableau des quantités d'acide carbonique éliminé par un homme de 47 ans de 57 kilog. mis dans des bains à diverses températures

Température du bain	Acide carbonique exhalé		en trente minutes
	en tout		
Hors du bain	en 90'	39gr6	13gr2
à 32°,5	en 60'	29gr9	15gr
à 25°,3	en 53'	39gr7	22gr5
à 19°,5	en 30'	38gr5	38gr5
à 18°	en 30'	39gr1	39gr1

D'un autre côté M. *Labadie Lagrave* (4), dans sa thèse

1. Letellier. *Influence des températures extrêmes de l'atmosphère sur la production de l'acide carbonique de la respiration des animaux à sang chaud* (Ann. de chimie et de phys., 3e sér. T. XIII, 1845).

2. Gavarret. Chaleur animale (*Dict. encycl. des sc. méd.*, 1re sér. T. XV.

3. Liebermeister, *loc. cit.*

4. Labadie-Lagrave. Du froid en thérapeutique. Thèse d'agrégation, 1878.

d'agrégation, dit que, lorsque la réfrigération est telle que la température interne est abaissée, les recherches de Sanders-Ezn, de Rœhrig et Zuntz démontrent que, loin d'être augmentée, l'exhalation pulmonaire de l'acide carbonique est diminuée.

Cette dernière opinion vient d'être vérifiée par M. le professeur *Bert* (1). Celui-ci plonge un chien dans un bain à 14° et il dose l'acide carbonique pendant la durée de l'expérience. Au début, lorsque la température descend rapidement de 39° à 34°, la quantité d'acide carbonique subit un accroissement considérable ; mais ensuite, la température descendant lentement au-dessous de 34°, c'est au contraire une diminution dans l'élimination de l'acide carbonique que l'on constate. M. Bert explique ce dernier phénomène par le ralentissement de la circulation périphérique, le sang ne pouvant plus ramener des organes profonds à la périphérie la chaleur qu'il y va habituellement chercher.

Nous avons institué sur des chiens une série d'expériences à l'effet de vérifier une partie de ces assertions ; mais avant de les exposer disons un mot de la technique de la méthode de Brand que nous nous sommes efforcé d'appliquer à nos animaux.

M. Fr. Glénard (2), le défenseur et le promoteur à Lyon de cette méthode, l'a décrite tout au long dans le *Lyon médical* de septembre 1873 ; en voici le résumé.

Il faut donner un bain d'eau à 20° de 15′ toutes les

1. P. Bert. C. R. *Soc. biol.*, **20** février 1883 et 9 juin 1883.
2. Fr. Glénard. Du traitement spécifique de la fièvre typhoïde par la méthode de Brand (de Stettin), *in Lyon médical*, 1873.

trois heures, jour et nuit, tant que la température rectale du malade se maintient au-dessus de 38°,5. Après le bain pendant lequel on fait des affusions d'eau froide sur la tête, on place le malade sur son lit sans l'essuyer, son corps n'est recouvert que d'un drap ou d'une couverture légère, ses pieds sont enveloppés dans une couverture de laine.

Tel est le mode d'administration du bain froid dans la fièvre typhoïde, d'après le médecin de Stettin. Arrivons maintenant à la description de nos expériences.

PREMIÈRE EXPÉRIENCE

Le 7 avril 1883, à 10 heures du matin, nous prenons un chien blanc épagneul de 7 kg. 600. Sa température rectale est à 40°,1. Nous le faisons respirer et nous voyons que 50 litres d'air expiré qui ont mis 16 minutes à circuler à travers les poumons, le nombre des respirations par minute étant de 15, contiennent 2 gr. 48 d'acide carbonique.

La température extérieure étant de 10°, nous plongeons à 10 heures 55 l'animal dans une baignoire contenant 230 litres d'eau a 20°. Dix minutes après son entrée dans le bain, le chien commence à grelotter ; nous l'en retirons à 11 heures 10, au bout d'un quart d'heure, et nous voyons que sa température rectale est à 38°,2, abaissée de près de deux degrés. Nous le recouvrons alors d'un drap que nous pressons sur lui sans essuyer, et nous le faisons respirer cinq minutes après la sortie du bain. 50 litres d'air circulent à travers les poumons en 9 minutes 30 secondes, il y a 19 respirations par minute et le poids d'acide carbonique contenu dans l'air expiré est de 3 gr. 24.

Un quart d'heure après, l'animal continue à grelotter, sa température rectale est à 38°.

Deux heures après le bain, à 1 heure 5 de l'après-midi, le chien ne frisonne plus, sa température rectale est remontée à 39°,6, nous prenons encore sa respiration. 50 litres d'air traversent les poumons en 15'40″, il y a 16 respirations par minute et on trouve 2 gr. 50 d'acide carbonique dans l'air expiré.

Modifications de l'acide carbonique exhalé et de la température sous l'influence d'un bain à 20° de 15 minutes de durée chez un jeune chien de 7 kg. 600. Dosage de l'acide carbonique avant le bain, cinq minutes après et deux heures après.

Heures des recherches	Remarques	Poids de CO_2 dans 50 litres d'air	Durée de l'expérience	Nombre de respirations par minute	Température rectale
10ʰ matin	»	2ᵍʳ48	16′	15	40°,1
10ʰ55	L'animal est plongé dans le bain de 20° pendant un quart d'heure.	»	»	»	»
11ʰ10	A la sortie du bain.	3ᵍʳ24	9′ 30″	19	38°,2
11ʰ25	»	»	»	»	38°
1ʰ5 soir	2 heures après.	2ᵍʳ50	15′ 40″	16	39°,5

Le bain froid a eu pour action de faire baisser immédiatement la température de deux degrés, il a activé la respiration et a fait augmenter très notablement la quantité d'acide carbonique éliminé par les poumons. Deux heures après le bain tout est rentré dans l'état normal.

DEUXIÈME EXPÉRIENCE

Le 14 avril 1883, nous opérons sur une chienne à longs poils du poids de 7 kg. 200. La température du laboratoire est de 14°; la température de l'animal est de 39°,4.

A 10 h. 45, immédiatement avant le bain, nous prenons la respiration : 50 litres d'air circulent en 13 minutes 30 secondes et on note 17 respirations par minute; il y a 1 gr. 98 d'acide carbonique dans l'air expiré.

A 11 h., nous plongeons la chienne dans une gouttière en zinc con-

tenant environ 60 litres d'eau à 20°. A 11 h. 15, on la retire du bain
elle grelotte depuis cinq minutes. Sa température rectale à 11 h. 20
est de 38°,2 ; nous la faisons respirer immédiatement et nous voyons
que les 50 litres d'air qui ont mis 9 minutes à traverser les poumons
contiennent 2 gr. 82 d'acide cabonique ; on constate qu'il y a 20 respirations par minute

Heures des recherches	Remarques	Poids de CO² dans 50 litres d'air	Durée de l'expérience	Nombre de respirations par minute	Température rectale
10ʰ45	»	1ᵍʳ98	13'30"	17	39°,4
de 11ʰ à 11ʰ5	bain froid de 20°	»	»	»	»
à 11ʰ20	5 min. après le bain.	2ᵍʳ82	9'	20	38°,2

Ici encore nous notons un abaissement de la température et une augmentation dans la proportion de l'acide carbonique ; mais, si les chiffres sont moins élevés que dans
l'expérience précédente, il faut songer que le refroidissement
a été moindre eu égard au chiffre plus élevé de la température extérieure et à la quantité moindre d'eau contenue dans
la baignoire.

Ces deux expériences nous paraissent absolument con-
cluantes et nous dirons que, sous l'influence d'un bain
froid à 20° d'un quart d'heure de durée, on voit survenir
chez le chien :

1° Immédiatement après le bain, une augmentation dans
la quantité d'acide carbonique exhalé ;

2° A ce même moment, un abaissement de la température rectale de plus de un degré ;

3° En même temps une accélération de la respiration,
puisque 50 litres d'air mettent moins de temps à circuler à
travers les poumons et que les mouvements respiratoires
sont augmentés de nombre ;

4° Deux heures après, le retour à l'état normal.

Le bain froid, administré suivant la méthode de Brand, augmente donc à l'état physiologique les combustions respiratoires. Or, est-ce bien là le but que l'on se propose dans le traitement de la fièvre typhoïde, et ne vaudrait-il pas mieux songer à les diminuer?

CONCLUSIONS

Nos conclusions ont été exposées à la fin de chaque paragraphe, bornons-nous à les résumer ici.

L'alcool, les mercuriaux, les arsenicaux, les alcalins et le sulfate de quinine font diminuer à des degrés divers la production de l'acide carbonique par les poumons.

Dans la pleurésie sèche expérimentale, l'élimination de l'acide carbonique subit aussi une diminution.

La section d'un seul pneumogastrique n'a pas d'influence sur l'exhalation pulmonaire de l'acide carbonique, mais, à la suite de la section des deux nerfs vagues, on observe une diminution qui paraît être en rapport avec les lésions pulmonaires produites.

L'injection d'eau dans les veines a pour effet de faire augmenter pendant quelques jours la production de l'acide carbonique.

Sous l'influence de la suralimentation, à l'aide de la poudre de viande, on observe une élévation du poids de l'acide carbonique exhalé qui est en rapport avec la quantité des aliments ingérés.

Les bains froids, administrés suivant la méthode de Brand, déterminent, à l'état physiologique, une augmentation dans l'élimination de l'acide carbonique par les poumons ; cette augmentation ne se produit plus deux heures après le bain.

TABLE DES MATIÈRES

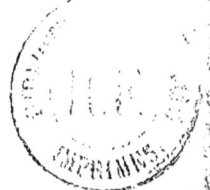

Imprim. A. DERENNE, Mayenne. — Paris, boulevard Saint-Michel, 52

www.ingramcontent.com/pod-product-compliance
Lightning Source LLC
Chambersburg PA
CBHW060628200326
41521CB00007B/928